U0127626

《灵枢·经筋》新论

董 禹 （加）朱桂莹 编著

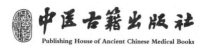

中医古籍出版社
Publishing House of Ancient Chinese Medical Books

图书在版编目（CIP）数据

《灵枢·经筋》新论 / 董禹，（加）朱桂莹编著 .—北京：中医古籍出版社，2024.1

ISBN 978-7-5152-2740-5

Ⅰ.①灵… Ⅱ.①董…②朱… Ⅲ.①《灵枢经》—研究 Ⅳ.① R221.2

中国国家版本馆 CIP 数据核字（2023）第 162465 号

《灵枢·经筋》新论

编著 董 禹 （加）朱桂莹

责任编辑 张 磊

封面设计 蔡 慧

出版发行 中医古籍出版社

社 址 北京市东城区东直门内南小街 16 号（100700）

电 话 010-64089446（总编室）010-64002949（发行部）

网 址 www.zhongyiguji.com.cn

印 刷 廊坊市靓彩印刷有限公司

开 本 850mm×1168mm 1/32

印 张 5.5

字 数 145 千字

版 次 2024 年 1 月第 1 版 2024 年 1 月第 1 次印刷

书 号 ISBN 978-7-5152-2740-5

定 价 28.00 元

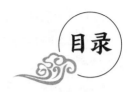

目录

序　言

高中毕业后，我顺利收到加拿大三所大学的录取通知，最后选择进入西蒙菲莎大学学习生物化学。因成绩优异，曾有机会申请至医学院学习西医，但彼时我年轻怯懦，自觉难以负担生命之重，终不敢踏上医途。随着在生物化学领域学习的深入，我不得不沉浸于实验，纵然于实验一途进展顺利，却常常自觉杀孽过重，落下了怕虫的毛病。直到后来转学中医，读到妙应真人《大医精诚》所云"虽曰贱畜贵人，至于爱命，人畜一也。损彼益己，物情同患，况于人乎？夫杀生求生，去生更远"，才知此心非是懦弱。

在大学即将毕业之时我被迫与西医大夫打了近一年的交道，其中焦心难熬唯自己知。然而这都还是其次的，感受最深的是愤怒。在他们身上，我看到的是一种近乎残忍的冷酷，对待病人与家属的是一种西方科学特有的锐利，而鲜有半点人文关怀与安慰。那时候我突然意识到，这样的人都可以成为医生吗？我无法把自己与家人的健康交付到这样的医生手中，也不愿与之为伍。而求医路上，我发现中医是有温度的。于是在完成生物化学的学业之后，我毅然转学了中医。

孔子曰："疑是思之始，学之端。"始终抱着怀疑的精神去探索新事物是学习的基本素质。对于中医的学习我也是如此，不会因为最初老师说中医的本质是来源于阴阳的哲学思想就视中医为唯心主义。相反，多年学习生物化学带来的积淀，让我更擅长认识看不见的东西。比如引力这种看不到、摸不到甚至连感觉都谈不上的东西的本质是因为地球巨大的质量，比如声音的传播是需要空气作为媒介的，比如生物的生存是需要细胞内外复杂的物质与通路参与，没有一个东西可以凭空出现又凭空消失。一切无形之物的背后都有有形之因。而这些原因可能现有手段并不能识别。因而我认为中医的背后绝不是思辨或是哲学，其背后必然有着明确的物质基础，而这个物质基础就是人。作为医学研究主体的"人"，其本身的规律已经将生理、病理的基础构建好了，其运行规律以及方法是符合物理、化学、生物等自然科学规律的。这也与中医天人相应等思想相吻合。现象背后应是有明确运行机理和物质构架的，可能这就是中医与西医可以汇通的基础。

　　人最基础的构造就是骨骼与肌肉，更准确来说则是解剖结构。在上《内经》选读课时我曾向老师请教如经脉、经筋、骨度等几乎可以涉及中医最基础的人的结构的相关问题，然而未能得到解答。在图书馆中查找到的资料也多有含糊之处。《灵枢·经脉》颇难理解，因其中存在血管、组织间隙、神经等混杂出现的情况，然《灵枢·经筋》中的经筋则相对清晰易懂。之前曾听董老师讲经筋循行，他是按临床上摸到的经筋的情况讲的。走行虽说得清楚，但落实到身体结构上仍有含糊其词之处。既然可以摸到，那必然是实体的物质。"筋者，肉之力也。"经筋是肌肉确然无疑。古时战乱、祭祀、刑罚等活动，使得古人对于人体的认知并非现代人所想象的那样浅薄。微观尚不足以窥探，但宏观上的结构应是早已进行细致地观察了。经筋在身体上到底是哪条肌肉、哪片筋膜，我认为应当落实到具体的解剖结构上。基于这种认识，我多次与董老师沟通探讨。董老师在中医学习上有种特别的韧性，虽然最初不甚认同我所提出的猜测，但会反思会钻研。伽利略曾说过："真理就具备这样的力量，你越是想要攻击它，你的攻击就愈加充实和证明了它。"经筋的具体结构也在我们互相的辩论中愈加明确，最终促使了这本明确了肌肉与经筋的对应关系的书的形成。

通过对经筋的细致讨论，我们也更清晰地认识到中医是一门本于"人"的科学，所谓的阴阳五行，其实是古人探寻与解释现象所运用的一种比较的手段，哪怕是在现代微观世界，科学也是以正负电荷、电子、质子等与阴阳相类似的概念来说明现象的。现象是多重机制相叠的结果。中医所说"司外揣内"也是透过现象探究本质的一种方法。这就和刑侦办案一样，从尸体、现场的证据上推测凶手、动机及行凶手段。越精细的线索越有可能还原凶案现场，中医诊断也是如此，通过精细诊断，收集线索，推测其中的机理，诊断出身体的具体问题，从而更精准、更有靶向地处以方药。

自从对经筋有了详尽的认识，我也留意到其他经典中的与经筋相关的记载，如《伤寒论》中的"脚挛急"，如《金匮要略》中的"上冲皮起，出见有头足，上下痛而不可触近""转筋入腹者，鸡屎白散主之"。经筋作为人体一个重要的解剖层次，不仅仅在针灸上有意义，在指导用药上也有一定的价值。虽然孤证不立，但经筋的变化也提示了疾病在肌肉筋膜层面上的反应，故可将经筋纳入用药的考量中。经筋病多有拘挛、疼痛、纵缓不收等症状，尽快缓解这类症状对于病人心理有重大意义。医者不但要治病，也要治心，医生与病人的良好互动也是影响疾病治疗的重要因素。

对于经筋的认知，我们竭尽所能不断完善，或有细微之处囿于自身局限而有争议和疏漏，也乞能与志同道合之士互相交流。真理越辩越明，日后我们也当不断精进。

朱桂莹

2021 年 11 月

导 论

　　《灵枢·经水》篇载："若夫八尺之士，皮肉在此，外可度量切循而得之，其死可解剖而视之。其藏之坚脆，腑之大小，谷之多少，脉之长短，血之清浊，气之多少，十二经之多血少气，与其少血多气，与其皆多血气，与其皆少血气，皆有大数。"[①] 这段材料说明，古人是有以解剖作为探查人体结构的手段的。换言之，中医所言的身体结构（如脏腑、筋、肉、脉等）是有基于解剖的成分在的。2017 年 1 月，我编撰的《神农本草经汇笺》出版。在《神农本草经汇笺》的序言中，我提出了一个观点，即"人体是医学的研究本体，这决定了中医学和西方医学研究的根本问题和使命是相同的，那就是对人体和生命的研究"[②]。解剖学作为西医学的基础学科，同样也是中医学的基础学科。但我们却常常忽略解剖对中医学的作用。在《神农本草经汇笺》中，我简单阐述了我的中医解剖学观点。我把人体分为八个部分，即骨骼、关节、皮部、筋肉、气血津液精、脏腑、三焦、经络。[③] 本书我们

---

① 田代华，刘更生.灵枢经［M］.北京：人民卫生出版社，2005：42.
② 董禹.神农本草经汇笺［M］.北京：北京科学技术出版社，2017：2.
③ 董禹.神农本草经汇笺［M］.北京：北京科学技术出版社，2017：4.

《灵枢·经筋》新论

所探讨的"经筋"即在"筋肉"这个层面。

经筋是什么？这是妻子问我的问题。在开始研究经筋之前，这个问题引发了我的思考；而当我完成对《灵枢·经筋》篇的通释，开始撰写导论的时候，这个问题又浮现在脑海，它使我又一次思考该如何给经筋下一个定义。要解决这个问题，首先我们要知道什么是筋。

《说文·筋部》载："筋，肉之力也。从力，从肉，从竹。"①其中的"之"应当释为"有"。《经词衍释·卷九》载："之，犹'有'也。《论语》：人之言曰。谓人有言也。《孟子》：'保民而壬，莫之能御也。'《诗》：'蝃蝀在东，莫之敢指。'《左传》宣三年：'谏而不入，则莫之继也。'昭元年：'史莫之知。'皆言莫有也。"②《说文·力部》又载："力，筋也。象人筋之形。"③"筋"在人体有两种，一为肌腱，二为筋膜。所以"肉之力"即是肉有筋。所以经筋的"筋"当指骨骼肌及其肌腱，亦指筋膜。

从《素问》《灵枢》中，我们可以总结出以下几点"筋"的生理方面的内容。

《素问·五藏生成》讲："诸筋者皆属于节"。张志聪集注曰："节，骨节也"。④《说文·尾部》讲："属，连也。从尾，蜀

① 许慎.说文解字注［M］.段玉裁，注.2版.上海：上海古籍出版社，1988：178.
② 吴昌莹.经词衍释［M］.北京：中华书局，1956：10.
③ 许慎.说文解字注［M］.段玉裁，注.2版.上海：上海古籍出版社，1988：699.
④ 郑林.张志聪医学全书［M］.北京：中国中医药出版社，2015：49.

声。"① "诸筋者皆属于节"讲的是诸筋和骨节有连属。

《素问·皮部论》讲，"筋有结络"②。"结"字可以理解为聚结，其意义有二：一为与骨性结构有较紧密的连接；二为在肌肉形态上有隆起。"络"字，张志聪《集注》曰："络，联络也。"③所以，"筋有结络"是讲筋和骨性结构有较紧密的连接，筋在形态上有隆起，筋相互之间有联络。

《素问·六节藏象论》云："肝者，罢极之本，魂之居也，其华在爪，其充在筋，以生血气。"④这句话是说，肝是"罢极之本"，是魂的居所，肝之华在爪，肝充养筋，从而产生血气。查《素问》《灵枢》，只见"肝藏血"⑤（《素问·调经论》），而不见关于肝生血之记载。"以生血气"是肝的功能吗？如果是，肝是如何"其充在筋，以生血气"的：如果不是，"以生血气"的是什么？是筋么？

想解决这一系列的问题，我们首先要弄清楚原文中"其充在筋"讲的是什么。《素问·经脉别论》云："食气入胃，散精于肝，淫气于筋。"⑥淫，侵淫随理也⑦（《说文·水部》）。《金匮要略·藏

———————

① 许慎.说文解字注［M］.段玉裁，注.2版.上海：上海古籍出版社，1988：402.

② 田代华.黄帝内经素问［M］.北京：人民卫生出版社，2005：105.

③ 郑林.张志聪医学全书［M］.北京：中国中医药出版社，2015：205.

④ 田代华.黄帝内经素问［M］.北京：人民卫生出版社，2005：20.

⑤ 田代华.黄帝内经素问［M］.北京：人民卫生出版社，2005：116.

⑥ 田代华.黄帝内经素问［M］.北京：人民卫生出版社，2005：45.

⑦ 许慎.说文解字注［M］.段玉裁，注.2版.上海：上海古籍出版社，1988：178.

府经络先后病脉证第一》云："理者，皮肤脏腑之纹理也。"① 所以"食气入胃，散精于肝，淫气于筋"是讲，"食气"进入胃，精微物质被布散至肝，再通过皮肤脏腑的纹理输布至筋。这是"其充在筋"的过程，也就是食气入胃，精微物质输布的过程。这是"其充在筋，以生血气"的一层意思。

"其充在筋，以生血气"的另一层意思是筋间接地影响血气产生的过程。《素问·阴阳应象大论》云："肝生筋，筋生心。"② 又讲："心生血。"③ 所以，"其充在筋，以生血气"之中隐藏了筋加强心的功能的含义。筋可以加强心的功能也可以从一些方剂的配伍上得到体现，比如炙甘草汤。炙甘草汤是张仲景的方子，见于《伤寒论》。《伤寒论》曰："脉结代，心动悸，炙甘草汤主之。"④ 炙甘草汤用量最大的药物为生地黄，生地黄的用量为一斤。而生地黄是一个治疗"折跌绝筋"⑤ 的药物（《神农本草经》）。

《素问·针解》云："人筋应时。"⑥ 这个"时"指的应该是时节。《灵枢·经筋》篇将各筋病分别称为：仲春痹、孟春痹、季春痹、仲秋痹、孟秋痹、季秋痹、仲夏痹、季夏痹、孟夏痹、仲冬痹、孟冬痹、季冬痹。以此可知，"人筋应时"中的"时"应指时节。

① 张仲景．金匮要略［M］．北京：人民卫生出版社，2005：4.
② 田代华．黄帝内经素问［M］．北京：人民卫生出版社，2005：10.
③ 田代华．黄帝内经素问［M］．北京：人民卫生出版社，2005：10.
④ 张仲景．伤寒论［M］．钱超尘，郝万山，校注．北京：人民卫生出版社，2005：66.
⑤ 森立之．神农本草经［M］．上海：群联出版社，1955：10.
⑥ 田代华．黄帝内经素问［M］．北京：人民卫生出版社，2005：103.

至此，我们可以总结出，筋有以下几个生理特点：①筋和骨节有连属；②筋和筋之间有联络；③筋和骨性结构有较紧密的连接；④一些筋的形态有隆起的情况；⑤筋的营养来源和胃、肝关系紧密；⑥筋能加强心的功能；⑦筋对生血有辅助作用，其作用是通过加强心的功能实现的；⑧筋和时节相应。

经筋是什么？经筋也是筋。《灵枢·经筋》篇虽以"经筋"冠名，但其中所记载的十二条经筋的名称皆为"手、足某某之筋"。且经筋符合筋的特点，如和骨节有连属、筋和筋之间有联络、和骨性结构有较紧密的连接、在形态上有隆起的情况、和时节相应。综上，经筋之本质为筋。

除有筋的特点之外，经筋还具有其自身的一些特质。

经筋具有相续性。即参与构成经筋，且在经筋循行上相连续的不同解剖结构多起止于相同的解剖结构。以足太阳之筋为例，《灵枢·经筋》篇载足太阳之筋"起于足小指，上结于踝，邪上结于膝"[①]。解剖结构为部分趾长伸肌肌纤维和小趾趾长伸肌腱。其后，《灵枢·经筋》篇又言，"其下循足外踝，结于踵"。解剖结构为腓骨长肌。腓骨长肌与趾长伸肌皆起止于小腿深筋膜，即足太阳之筋"起于足小指，上结于踝，邪上结于膝"一段与"其下循足外踝，结于踵"一段，相续于小腿深筋膜。

经筋在四肢的分布与十二经脉的分布大体一致，基本满足手足阳筋阳明在前、少阳在中、太阳在后，手足阴筋太阴在前、厥阴在中、少阴在后的特征，然仍有特殊情况，详见后文。胸腹部的经筋分布为多层分布，详见后文。

---

① 田代华，刘更生. 灵枢经［M］. 北京：人民卫生出版社，2005：45.

从《灵枢·经筋》原文来看，经筋不入脏腑。

经筋有入窍的情况。《灵枢·经筋》篇载手太阳之筋"入耳中"。

我们所做的这项研究，本质上属于对《灵枢·经筋》做注释。所以对待原文，我们本着一个客观严肃的态度，在清楚理解文义的基础上，进行后续工作。《灵枢·经筋》篇中涉及的一些重点字词，笔者于第一部分集中讲解。对照《人体解剖学》，根据临床上应用经筋的经验，笔者大体圈定一个经筋循行相关的解剖结构的范围，再依据《灵枢·经筋》篇的原文、经筋具有的特点（如连续性等）进行筛选，使确定的解剖结构符合原文，符合临床。笔者还梳理了经筋在临床上的使用情况，包括用药与针推两方面。用药上，主要结合经方，向大家展示经筋在经典中与临床用药上的使用情况。针推方面，笔者结合临床经验，将针灸、推拿和导引结合在一起，总结出《经筋导引针推法》，以飨读者。

为了方便读者整体把握经筋所涉及的解剖结构，并能整体把握经筋病，笔者把经筋的循行和主病分别整理，集中讲解。笔者还把经筋循行及其解剖实质，以及相关肌肉的起止点制成表格附于后，以方便读者在临床时查阅。

董禹

2022 年 2 月

一、重点字词解释

1. 表解剖部位

（1）网

"网"字在《灵枢经》中共出现四次，这四次全部出现在《灵枢·经筋》篇中。《经筋》篇讲足太阳之筋"其支者，为目上网"；讲足阳明之筋"太阳为目上网，阳明为目下网"；手少阴之筋"心承伏梁，下为肘网"。人体目上、目下、肘部没有如网状之结构，故此四处"网"不当为"网"，忖当为"冈"，繁体作"罔"。《针灸甲乙经》中作"纲"[①]。

"网"字，甲骨文作"𠔿"。又有"𠛩"字，甲骨文作"𠚫"，从刀断网。以是可知，冈、网二字甲骨文字形相近。"冈"是一个会意兼形声字，会山脊之意，发"网"声。《说文·山部》云："罔，山骨也。从山，网声。"[②]所以"冈"字本义为山脊。放在

---

① 皇甫谧. 针灸甲乙经［M］. 北京：人民卫生出版社，2006：52

② 许慎. 说文解字（附检字）［M］. 北京：中华书局，1963：190.

《灵枢·经筋》篇里，"网"字表示突起的结构，如是则目上网为额骨的眶上缘处的隆起，目下网为由颧骨和上颌骨构成的眼眶下缘处的隆起，肘网（据下文）当为尺骨鹰嘴处的隆起。

（2）眦

目眦指的是眼眶。《说文解字》言："眦，目匡也。"[①]《正常人体解剖学》指出，眶口由额骨、上颌骨、颧骨构成。在中医解剖学上，古人也有类似的观点，认为眶口由四边、三部分构成。《灵枢·癫狂》载："目眦外决于面者，为锐眦；在内近鼻者，为内眦，上为外眦，下为内眦。"[②]可知，古人观察到眶口有外、内、上、下四边，且观察到四边由三个不同的骨性结构构成，在外的为锐眦，在内在下的是内眦，在上的是外眦。锐眦、内眦、外眦所在的解剖位置分别与眶口上颧骨、上颌骨、额骨的位置相近。

（3）颔

《素问·至真要大论》载"嗌痛颔肿"，王冰注曰："颔，颊车、前牙之下也。"[③]《方言·卷十》云："颔，颌也，南楚谓之颔。"[④]所以颔即下巴，对应的解剖结构为下颌骨的下颌体。

（4）顑

《灵枢·经筋》讲足太阳之筋"其支者，为目上网，下结于

---

① 许慎.说文解字（附检字）[M].北京：中华书局，1963：71.

② 田代华，刘更生.灵枢经[M].北京：人民卫生出版社，2005：60.

③ 王冰.黄帝内经[M].北京：中医古籍出版社，2003：182下.

④ 扬雄.丛书集成初编：方言[M].郭璞，注.北京：中华书局，1985：94.

顑"。此句"其支者"是针对"上头，下颜，结于鼻"而言。此句是讲，"上头，下颜，结于鼻"的分支形成目上网，向下结于顑。所以"顑"应当在目上网之下。又"为目上网，下结于顑"一支是从颜、鼻（前正中线附近）分出，故其走向当是由内而外，沿眶上缘行于外眼角附近，而"下结于顑"。所以确切说，"顑"应当在外眼角水平以下的区域。《灵枢·经筋》载足太阳之筋又言"其支者，出缺盆，邪上出于顑"，足少阳之筋"下走颔，上结于顑"，足阳明之筋"上挟口，合于顑"。这说明，"顑"在缺盆、下巴、颊之上。《素问·气府论》载："顑骨下各一。"王冰注曰："顑，顑也。顑，面顴也。"① 即王冰认为"顑"是面顴，当以王冰注为是。

（5）曲颊

"曲颊"是一个表示部位的名词。《灵枢》中多见"某某当曲颊"② 之语，如"手太阳当曲颊"（《灵枢·本输》），手少阳之筋"当曲颊入系舌本"③（《灵枢·经筋》）。曲颊在哪？《灵枢·本输》言"足少阳在耳下曲颊之后"④，说明曲颊在耳下。《灵枢·经脉》又言手阳明之别"上曲颊偏齿"⑤。其中的"偏"字是一个形声兼会意字，从人，扁声，扁亦兼表单边的意思。"偏齿"即一侧的牙齿。"上曲颊偏齿"即是说手阳明之别上行经过曲颊一侧的牙

① 王冰. 黄帝内经［M］. 北京：中医古籍出版社，2003：114 下.
② 田代华，刘更生. 灵枢经［M］. 北京：人民卫生出版社，2005：8.
③ 田代华，刘更生. 灵枢经［M］. 北京：人民卫生出版社，2005：48.
④ 田代华，刘更生. 灵枢经［M］. 北京：人民卫生出版社，2005：8.
⑤ 田代华，刘更生. 灵枢经［M］. 北京：人民卫生出版社，2005：39.

齿。以此可知曲颊与牙相关。牙齿附着于上、下颌骨的牙槽内，所以曲颊和上、下颌骨相关。《幼幼新书》载："《圣惠》灸法：小儿初生，二、七日内着噤，不吮奶，多啼者，是客风中于脐，循流至心脾二脏之经，遂使舌强，唇痉，嗍奶不得。此疾若施方药，不望十全尔，大抵以去客风无过。灸承浆一穴七壮，在下唇棱下宛宛中是也。次灸颊车二穴各七壮，在耳下曲颊骨后，炷并如雀屎大。"① 此段讲小儿噤病的灸法治疗。里面明确提到曲颊骨，说明曲颊是一个骨性标志。又言"灸颊车二穴各七壮，在耳下曲颊骨后"，说明颊车穴位于耳下曲颊骨后，耳下曲颊骨为下颌骨无疑。

（6）舌本

《说文》载"本"曰："木下曰本。从木，一在其下。"② 可知本字有在下的含义。《尔雅·释器》曰："邸谓之柢。"疏云："根柢名邸。邸，本也。郭云：根柢，皆物之邸。邸即底，通语也。言凡物之柢必在底下，因名云也。"可知柢、邸、本意义相近，皆有在下之意。故舌本当在舌下。

（7）缺盆

《素问要旨论》云："胸两旁高处为膺，膺上横骨为巨骨，巨骨上为缺盆。"③ 据此句所讲，锁骨为巨骨，锁骨以上为缺盆，

① 刘筱.幼幼新书［M］.北京：人民卫生出版社，1987：110.
② 许慎.说文解字（附检字）［M］.北京：中华书局，1963：118.
③ 张景岳.类经［M］.范志霞，校注.北京：中国医药科技出版社，2011：103.

即锁骨以上至斜方肌上缘的菱形区域均为缺盆。古代医经中又有"缺盆中""缺盆之中"之语,其所指应为两锁骨之间、胸骨之上的胸骨上窝。如《灵枢·本输》云:"缺盆之中,任脉也,名曰天突。"①《灵枢·骨度》云:"喉结以下至缺盆中长四寸。"②

（8）髃

《灵枢·经筋》中,"髃"字的用法有三种情况。其中,"肩髃"出现了两次,"髃"和"肩前髃"分别出现了一次。

"髃"字本义为肩前。"髃,肩前也。"③(《说文·骨部》) 但在《灵枢·经筋》中"髃"字似乎不当解释为肩前。《灵枢·经筋》讲手太阴之筋"结肩前髃"。若"髃"字释为肩前,则语意重复是很明显的。《黄帝内经太素·经脉连环》杨上善注"上肩出髃前廉"时说:"髃,音隅,角也,两肩端高骨即肩角也。"④ 杨上善说"髃"指的是肩端的骨性结构。以杨氏之说来解释手太阴之筋"结肩前髃",则手太阴筋为聚结于肩前、肩端的骨性结构。据笔者对经筋实质的考证,手太阴之筋"结肩前髃"的解剖学实质是喙肱肌。喙肱肌起自喙突尖。所以把"髃"解释为肩端的骨性结构,在此处是行得通的。

"肩前髃"出现的情况前文已做解释。现在我们来看一看

---

① 田代华,刘更生.灵枢经［M］.北京:人民卫生出版社,2005:8.

② 田代华,刘更生.灵枢经［M］.北京:人民卫生出版社,2005:49.

③ 许慎.说文解字(附检字)［M］.北京:中华书局,1963:86上.

④ 杨上善.黄帝内经太素［M］.北京:人民卫生出版社,1955:36.

"肩髃"在《灵枢》中的用法。《灵枢·经脉》载手太阳之别"上走肘，络肩髃"①，手阳明之别"上循臂，乘肩髃"②；《灵枢·经别》载手阳明之正"别于肩髃"③；《灵枢·经筋》载足太阳之筋"结于肩髃"，手阳明之筋"从肩髃上颈"。《针灸腧穴通考》中讲："《灵枢》多次出现'肩髃'一词，但从上下文考，当指部位名，而非穴名。"④《黄帝内经太素·经筋》杨上善有注曰："肩端之骨名肩髃。"⑤ 所以，肩髃所表示的解剖部位当为肩端的骨骼，这与前文杨氏对"髃"字的注释如出一辙。

据笔者对经筋解剖实质的考证，《灵枢·经筋》中足太阳之筋"结于肩髃"的解剖学实质是背阔肌，背阔肌止于肱骨小结节嵴。手阳明之筋"从肩髃上颈"的解剖学实质是颈阔肌起自肩髃上至颈项的部分肌纤维。以此可以看出，上述肌肉在"肩髃"的起（止）点皆位于肩端的骨性结构。

《灵枢·经筋》中还有一处"髃"字单独出现。《灵枢·经筋》载手阳明之筋"结于髃"。据笔者对经筋实质的考证，手阳明之筋"结于髃"的解剖学实质是肱二头肌长头，肱二头肌的长头起自肩胛骨的盂上粗隆及关节盂的后缘。

综上，"髃"字在《灵枢·经筋》中当指肩端的骨性结构。

① 田代华，刘更生.灵枢经［M］.北京：人民卫生出版社，2005：39.
② 田代华，刘更生.灵枢经［M］.北京：人民卫生出版社，2005：39.
③ 田代华，刘更生.灵枢经［M］.北京：人民卫生出版社，2005：42.
④ 黄龙祥，黄幼民.针灸腧穴通考——《中华针灸穴典》研究［M］.北京：人民卫生出版社，2011：215.
⑤ 杨上善.黄帝内经太素［M］.北京：人民卫生出版社，1955：36.

（9）完骨

《针灸腧穴通考》载"完骨"："作为骨名是指耳后乳突。"①

（10）胫

"胫"为小腿。《论语·宪问》曰："以杖叩其胫。"黄侃疏曰："膝上曰股，膝下曰胫。"②

（11）辅骨、外辅骨、内辅

《灵枢·经筋》篇中有言"辅骨"者，如足阳明之筋"邪外上加于辅骨"，足太阴之筋"络于膝内辅骨"。这个辅骨即指腓骨。《正骨心法要旨·卷三·四肢部》载："胻骨，即膝下踝上之小腿骨，俗名胫骨者也。其骨二根，在前者名成骨，又名骭，其形粗；在后者名辅骨，其形细，又俗名劳堂骨。"③足阳明之筋"邪外上加于辅骨"一支的解剖结构应为趾长伸肌。趾长伸肌起自腓骨前嵴、胫骨上端和小腿深筋膜。足太阴之筋"络于膝内辅骨"是说足太阴之筋和膝关节、腓骨有联系。此段的解剖结构为胫骨后肌。胫骨后肌起自小腿骨间膜上 2/3 及邻近的胫腓骨骨面。两处肌肉的起止点均与腓骨相关。所以辅骨当为腓骨。

《灵枢·经筋》篇中还有言"外辅骨"者，如足少阳之筋

---

① 黄龙祥，黄幼民．针灸腧穴通考——《中华针灸穴典》研究［M］．北京：人民卫生出版社，2011：1016.

② 刘玉才．论语义疏［M］．北京：北京大学出版社，2019：570.

③ 吴谦，等．医宗金鉴（第五分册）［M］．北京：人民卫生出版社，1973：52.

"别起外辅骨"、足阳明之筋"结于外辅骨,合少阳"。那么外辅骨所指为何?足阳明之筋"结于外辅骨"的解剖结构应为腓骨短肌。腓骨短肌起自腓骨外侧面下 2/3 及小腿前、后肌间隔。足少阳之筋"别起外辅骨"的解剖结构为髂胫束。髂胫束止于胫骨外侧髁。由此我们不难发现,两处与外辅骨关联的肌肉的起止点都在腓骨外侧。所以我认为《经筋》篇中的"外辅骨"表示的当是腓骨的外侧。

《灵枢·经筋》中还有言"内辅"。《灵枢·经筋》篇载足少阴之筋"上结于内辅之下",载足厥阴之筋"上结内辅之下"。足少阴之筋"上结于内辅之下"的解剖结构应为比目鱼肌。比目鱼肌的起点位于腓骨上端、腓骨头、比目鱼肌腱弓、胫骨比目鱼肌线和胫骨体后面内侧缘中 1/3。足厥阴之筋"上结内辅之下"的解剖结构为踇长伸肌。踇长伸肌起自腓骨内侧面下 2/3 及邻近的骨间膜。所以"内辅"指的是腓骨内侧。

(12)髀、股

《说文·骨部》云:"髀,股也。"[1]《说文·肉部》云:"股,髀也。"[2] 以此可知,股、髀二字意义相同。《论语·宪问》言"以杖叩其胫",黄侃疏曰:"膝上曰股。"[3] 则股、髀皆当指大腿。

《灵枢·经筋》载足阳明之筋"直上结于髀枢"。《素问·至真要大论》云:"所谓天枢也。"张志聪《集注》云:"夫所谓枢

① 许慎.说文解字(附检字)[M].北京:中华书局,1963:86.
② 许慎.说文解字(附检字)[M].北京:中华书局,1963:88.
③ 刘玉才.论语义疏[M].北京.北京大学出版社,2019:570.

者，上下交互而旋转者也。"①放在人体，枢当指关节。"髀枢"自然是指大腿的关节。原文讲足阳明筋从脚上至膝，再上行至髀枢，则可知"髀枢"不为膝关节而为髋关节。

《灵枢·经筋》中三次出现"阴股"，足太阴之筋"上循阴股"，足少阴之筋"并少阴之筋而上循阴股"，足厥阴之筋"上循阴股"。《素问·金匮真言论》讲："夫言人之阴阳，则外为阳，内为阴。"②"阴股"当指大腿的内侧。《虎钤经·卷十》载："夫金疮不可治之者有九焉：一曰伤脑户，二曰伤天窗，三曰伤臂中跳脉，四曰伤髀中阴股，五曰伤心，六曰伤乳，七曰伤鸠尾，八曰伤小肠，九曰伤五脏。此九者，皆死处也。"③《虎钤经》是我国古代的一部兵书。这部兵书上对金疮病的一段论述也支持了上述观点，如"伤髀中阴股"不可治。"伤髀中阴股"是说大腿受伤，伤及大腿内侧不可治。为什么？因为大腿内侧有股动脉通过。伤及大腿内侧不可治的原因，其实是伤及股动脉会引起大出血。如何知道是伤及动脉呢？答案可在原文中寻得。在"四曰伤髀中阴股"之前有"三曰伤臂中跳脉"，这个跳脉即是动脉；在其之后又有"五曰伤心"，同样也是心血管的问题，那么，位于"三曰""五曰""四曰"是一个什么样的情况呢？答案不言而喻。所以，我们也可以从股动脉的解剖位置来推断阴股所在的区域。

① 郑林.张志聪医学全书［M］.北京：中国中医药出版社，2015：330.
② 田代华.黄帝内经素问［M］.北京：人民卫生出版社，2005：7.
③ 许洞.四库家藏：虎钤经［M］.济南：山东画报出版社，2004：76.

（13）锐骨

"锐骨"，顾名思义即尖锐之骨。所以《灵枢》中载锐骨有在"掌后"者，有在"肘内"者。《灵枢·经筋》中有两处谈及锐骨，分别是手太阳之筋"结于肘内锐骨之后"和手少阴之筋"结于锐骨，上结肘内廉"。这两处锐骨意义不同。

从字面上理解"肘内锐骨"，即肘关节内侧较尖锐的骨性标志。肘关节较为尖锐的骨性标志有三个，从内向外分别为肱骨内上髁、尺骨鹰嘴、肱骨外上髁。显然，这个"肘内锐骨"当是肱骨内上髁。《灵枢·经筋》篇讲手太阳之筋"结于肘内锐骨之后"，又言"弹之应小指上"，是说手太阳经筋结在肘内锐骨之后，弹拨结在锐骨后的手太阳经筋会有酸麻感应于小指。"结于肘内锐骨之后，弹之应小指上"这十四个字包含了两点重要的信息。首先，"弹之应小指上"是神经的传导效应；其次，该神经行于锐骨后的那一段当在体表，故而易于弹拨。这根神经应是尺神经。尺神经行于肱骨内上髁（肘内锐骨）后方的尺神经沟，在沟中尺神经位置表浅，隔皮肤可被触摸到。所以，手太阳筋循行中涉及的"肘内锐骨"就是肱骨内上髁。

《说文·金部》王筠句读讲"亦省锐为兑"[1]。所以锐骨有时也作兑骨。《难经·六十六难》云："少阴之原，出于兑骨。"丁德用注："即神门穴是也。"[2]《针灸大成》载神门在"掌后锐骨端

---

① 王筠.说文解字句读［M］.北京：中华书局，1988：566.

② 邱浩.难经·难经集注［M］.北京：学苑出版社，2014：257.

陷中"①。《快速取穴彩色图解》讲述神门取穴方法时说："伸肘仰掌，于手掌小鱼际肌近腕部可摸到一突起圆骨（豌豆骨），在该圆骨下方、掌后第1横纹上、尺侧腕屈肌腱（手前臂小指侧可摸到的大筋）的桡侧缘，可触及一凹陷处，按压有酸胀感，即为本穴。"②从神门穴的定位可以看出，这个掌后锐骨实为豌豆骨。

（14）踵

踵为足跟，与之对应的解剖结构为跟骨。《素问·刺腰痛论》云："在踹踵鱼服之外。"张志聪《集注》曰："踵，足跟也。"③且《灵枢·经筋》篇载足少阴之筋"邪走内踝之下，结于踵"，则知踵在内踝之下，即跟骨。

（15）跟

《灵枢·经脉》篇载足少阴肾经"循内踝之后，别入跟中"④，说明"跟"在内踝之后。《灵枢·经筋》篇载足太阳之筋"结于踵，上循跟"，说明"跟"在跟骨之上。综合上述两点，易知"跟"指跟腱。

---

① 杨继洲.针灸大成［M］.北京：人民卫生出版社，1955：177.
② 吴明霞.快速取穴彩色图解［M］.福州：福建科学技术出版社，2010：78.
③ 郑林.张志聪医学全书［M］.北京：中国中医药出版社，2015：161.
④ 田代华，刘更生.灵枢经［M］.北京：人民卫生出版社，2005：35.

（16）腨

《灵枢·经筋》篇中"腨"指腓肠肌。《慧琳音义·卷六十二》"足腨"注引《声考》云："腓肠也。"① 《灵枢·经筋》篇载足太阳之筋"结于腨外"中的"腨外"应为腓肠肌外侧头。

（17）伏兔

《十四经发挥·卷中》讲："髀前膝上起肉处为伏兔。"② 此句是说，大腿前面，膝关节之上肌肉隆起处为伏兔。对应人体解剖结构，伏兔的位置当为股直肌隆起处。

（18）尻

"尻"是指臀部。《广雅·释亲》讲："尻，臀也。"③

（19）䏚

"䏚"为季胁下脊柱两旁空软部分。《素问·玉机真藏论》："其不及，则令人心悬如病饥，䏚中清。"王冰注曰："䏚者季胁之下，夹脊两旁空软处也。"④

---

① 释慧琳，释希麟.朴学名著之一：一切经音义.正编4［M］.台湾大通书局，1985：1375.

② 滑寿.十四经发挥校注［M］.李德新，等，校注.上海：上海科学技术出版社，1986：14.

③ 曹宪音，张揖.广雅［M］.北京：中华书局，1985：80.

④ 王冰.黄帝内经［M］.北京：中医古籍出版社，2003：47.

（20）膺乳

《灵枢·经筋》篇载足少阳之筋"系于膺乳"。"膺""乳"二字意义不同。"膺"指的是胸部。《说文·肉部》云："膺，胸也。"[1] 乳字是指大体解剖学中的乳房。《素问·刺禁论》讲："刺乳上，中乳房，为肿根蚀。"[2] 这句是讲在乳上针刺，刺中乳房，会罹患"肿根蚀"病。原文中"中乳房"的"乳房"所指的结构类似于今天我们说的乳房小叶。此条材料讲刺乳上可能会刺中乳房（乳房小叶），说明"乳"的位置与"乳房"（乳房小叶）的位置相近。

（21）脊、膂

《说文·手部》云："脊，背吕也。"[3]《说文·吕部》云："吕，脊骨也。"[4]《说文·吕部》云："膂，脊骨也。"[5] 可知脊、膂二字皆指脊骨，但二者意义略有不同。《灵枢·经筋》篇云足少阴之筋"循脊内挟膂"，是说足少阴之筋循行于脊内而挟膂，可知膂在脊内。

考察《灵枢经》中"脊""脊内""膂"三者的用法，也能看出三者之间的区别。《灵枢·经脉》篇载膀胱足太阳之脉"挟

① 许慎.说文解字（附检字）[M].北京：中华书局，1963：87 下.
② 田代华.黄帝内经素问 [M].北京：人民卫生出版社，2005：101.
③ 许慎.说文解字（附检字）[M].北京：中华书局，1963：258 上.
④ 许慎.说文解字（附检字）[M].北京：中华书局，1963：152 上.
⑤ 许慎.说文解字（附检字）[M].北京：中华书局，1963：152 上.

脊低腰中，入循膂，络肾属膀胱"[1]。此句讲足太阳膀胱经由"挟脊"到"络肾属膀胱"的过程。其间"入循膂"三字，是足太阳膀胱经由"挟脊"到"络肾属膀胱"的途径，也是足太阳膀胱经由表联系在里的脏腑的通路。由"入"字可知"膂"在"脊"之内。《灵枢·经筋》篇载足太阴筋的主病讲"引膺中脊内痛"。该项主病涉及胸中和脊内，查后文可知导致"引膺中脊内痛"的解剖结构为膈肌。膈肌在脊柱的起止点位于腰椎的椎体。以此可知"膂"指的是椎骨的椎体。

我们回到《说文解字》对"脊"的解释上来，《说文》讲"脊，背吕也"，其实是说脊是"吕"之背，即椎骨的棘突。

（22）臑

"臑"字在《灵枢》中多次出现。《灵枢·经脉》载肺手太阴之脉"从肺系横出腋下，下循臑内"[2]，大肠手阳明之脉"入肘外廉，上臑外前廉"[3]，心手少阴之脉"下出腋下，下循臑内后廉"[4]，小肠手太阳之脉"出肘内侧两筋之间，上循臑外后廉"[5]，心包手厥阴之脉"上抵腋，下循臑内"[6]，三焦手少阳之脉"上贯肘，循臑外上肩"[7]。《灵枢·经筋》载手少阳之筋"上循臂结

① 田代华，刘更生．灵枢经［M］.北京：人民卫生出版社，2005：34.
② 田代华，刘更生．灵枢经［M］.北京：人民卫生出版社，2005：31.
③ 田代华，刘更生．灵枢经［M］.北京：人民卫生出版社，2005：32.
④ 田代华，刘更生．灵枢经［M］.北京：人民卫生出版社，2005：33.
⑤ 田代华，刘更生．灵枢经［M］.北京：人民卫生出版社，2005：34.
⑥ 田代华，刘更生．灵枢经［M］.北京：人民卫生出版社，2005：35.
⑦ 田代华，刘更生．灵枢经［M］.北京：人民卫生出版社，2005：35.

于肘，上绕臑外廉"，载手阳明之筋"上结于肘外，上臑"，载手太阴之筋"结肘中，上臑内廉"。以此可知"臑"位于肩下肘上。

（23）跗

《仪礼·士丧礼》云："乃屦，綦结于跗。"胡培翚《议礼正义》云："跗，谓在足背之上也。"

2. 表解剖部位间的关系

（1）结

结，缔也[1]（《说文·系部》）。缔，结不解也[2]（《说文·系部》）。所以"结"的本义是，用作动词为用条状物系或编织，如"结绳而治"；用作名词指系成的疙瘩，如"衣有襘，带有结"。《灵枢·经筋》中"结"字多用为动词，且出现的语境多为结于某处，其意义自然不是指用条状物系或者编织。

考察《灵枢·经筋》中"结"字的用法，我们发现位于一些"结"字后的身体部位与相关肌肉的起止点相关，如足太阳之筋"邪上结于膝""结于腘""上结于臀""结于枕骨"等（详见后文）。在这种用法下，"结"字应当解释为紧密连接，且大多是与骨性结构有紧密的连结。

---

① 许慎. 说文解字（附检字）[M]. 北京：中华书局，1963：272.
② 许慎. 说文解字（附检字）[M]. 北京：中华书局，1963：272.

同时，我们也发现有一些"结"字，其后的身体部位与相关的肌肉起止点无关，而是与肌肉的外在形状有关，如足阳明之筋"上循伏兔，上结于髀"。"髀"指的是大腿。此句的解剖学实质为股直肌，股直肌起自髂前下棘和髋臼上部，下方与其他三个头共同形成一肌腱抵止于髌骨粗隆。可见股直肌的起止点与大腿无关，所以这里的"结"字不是指与骨性结构的紧密连接，而是指肌肉形态上的聚集。

所以，"结"字解释为聚结，其中包含两方面的意思，即表示紧密连接或肌肉形态上的聚集。

（2）挟

《针灸甲乙经》载大肠手阳明之脉"还出侠口"[①]。《针灸甲乙经校注》对"侠"字注曰："侠，《灵枢》《太素》作'挟'。侠、挟、夹互通。"[②]"挟""夹"二字可互通，说明二字意义相近。"夹"字是一个会意字。甲骨文作"夾"，是一个大人两侧腋下有两个小孩，两个小孩把大人夹在中间的形象。所以"夹"字有把物夹持在中间之意。夹，持也[③]（《说文·大部》）。《玄应音义·卷十二》"夹道"注引《三仓》曰："夹，辅也。"《广雅·释诂三》言："夹，近也。"[④]所以"挟"字也具有把物加持于中间"辅也"，

---

① 张燦玾，徐国仟.针灸甲乙经校注（上册）［M］.北京：人民卫生出版社，1996：279.

② 张燦玾，徐国仟.针灸甲乙经校注（上册）［M］.北京：人民卫生出版社，1996：280.

③ 许慎.说文解字（附检字）［M］.北京：中华书局，1963：213.

④ 曹宪音，张揖.广雅［M］.北京：中华书局，1985：33.

"近也"的意义。《灵枢·经筋》篇共六次出现"挟"字：足太阳、手阳明之筋"挟脊"，足阳明之筋"挟口"，足少阴之筋"挟膂"，手太阴之筋"挟胁"，手少阴之筋"挟乳里"。不难发现，各经筋与其所挟之物的关系皆符合我们对"挟"字做的定义。以足太阳之筋"挟脊"举例。在背部，足太阳之筋把脊夹于中间，背部足太阳筋的循行区域贴近于脊，足太阳筋对脊柱的生理功能有辅助作用。所以《灵枢·经筋》篇讲某筋挟某部，是在表达该筋相关节段与该部位在解剖位置上毗邻，且经筋循行于相关部位的外侧；功能上，经筋对相关部位的功能有帮辅作用。

（3）加

"加"字本意指言语相譖。《说文·力部》言："加，语相增加也。"段玉裁改增为譖[1]。又，《说文·言部》曰："譖，加也。"[2]可知"加"的本意是言语相譖。《灵枢·经筋》篇中"加"字仅出现一处，即足阳明之筋"斜外上加于辅骨"。此处用的不是"加"的本义，而是"加"的引申意。《说文·力部》段玉裁注曰："引申之，凡据其上为加。"[3]所以此处"加"当解释为行于某位之上。

---

[1] 许慎.说文解字注［M］.段玉裁，注.上海：上海古籍出版社，1988：700.

[2] 许慎.说文解字（附检字）［M］.北京：中华书局，1963：55.

[3] 许慎.说文解字注［M］.段玉裁，注.2版.上海：上海古籍出版社，1988：701.

（4）廉

"廉"字从广，说明与房屋有关。《仪礼·乡饮酒礼》之"设席于堂廉东上"郑玄注曰："侧边曰廉。"① 以郑玄注，我们可以知道，"廉"指的是屋子的侧边。《灵枢》中多次出现"廉"字，如内廉、外廉、上廉、下廉、前廉、后廉等。《墨子·旗帜》中"寇传攻前池外廉"孙诒让间诂曰："廉，边也。"② 可知内廉、外廉、上廉、下廉、前廉、后廉中的"廉"同样指的是"边"，用在人体部位上则指与该部位相关的边缘区域。

（5）乘

《说文·桀部》曰："乘，覆也。"③ 乘有覆盖之意。

（6）系

《广雅·释诂四》曰："系，连也。"④

（7）维

"维"字在《灵枢·经筋》篇中出现三次，均出现在足少阳之筋的循行和主病中。这三次分别是"支者，结于目外眦，为外维""维筋急""维筋相交"。关于"维筋"为何物下文有详论，此处不赘言。从"结于目外眦，为外维"可知"外维"与"目外

① 阮元. 十三经注疏［M］. 北京：中华书局，1980：985.
② 孙诒让. 墨子间诂［M］. 上海：上海书店出版社，1986：344.
③ 许慎. 说文解字（附检字）［M］. 北京：中华书局，1963：114.
④ 曹宪音，张揖. 广雅［M］. 北京：中华书局，1985：43

眦"位置相近。《素问·气交变大论》中"四维有埃云润泽之化"
王冰注曰："维，隅也。"① "隅"就是"角"的意思。所以"结于
目外眦，为外维"中的"外维"是指外角。

（8）支

"支"字在《灵枢·经筋》中的用法有二。一是出现在"支
者""其支者"中，用来引出对经筋分支的循行情况的记述。二
是用在两个解剖部位之间，如"中指支胫转筋""大指支内踝痛"
等，表示支络、牵扯、牵涉。《素问·五藏生成》中"支膈胠胁"
张志聪《集注》曰："支，支络。"②

① 王冰.黄帝内经［M］.北京：中医古籍出版社，2003：149.
② 郑林.张志聪医学全书［M］.北京：中国中医药出版社，2015：51.

二、经筋循行通释

1. 足太阳之筋

足太阳之筋，起于足小指，上结于踝，邪上结于膝，

此处当为部分趾长伸肌肌纤维和小趾趾长伸肌腱。趾长伸肌（extensor digitorum longus）起自腓骨前嵴、胫骨上端和小腿深筋膜，肌束向下移行于一长的总腱，经伸肌下支持带的外侧管至足背，分 5 个腱；内侧 4 腱分别止于 2～5 趾的末节趾骨及中节趾骨的基底部的背面。足太阳经筋于此段的循行其实当是趾长伸肌延伸至小趾的趾长伸肌腱与延伸成为小趾趾长伸肌腱的趾长伸肌肌纤维。"上结于踝"中的"踝"当为外踝。"结"字据本书第一部分"重点字解释"，为紧密连接之意，则此结构当为伸肌下支持带的外侧管。

其下循足外踝，结于踵，

据前文，"踵"为跟骨。此段足太阳经筋从膝下至足外踝，结于跟骨。从解剖上看当为腓骨长肌（peroneus longus）。腓骨长肌起自腓骨头、腓骨上 2/3 的外侧面和小腿深筋膜。肌束向下移

行于长的肌腱，经腓骨短肌后面，移行于外踝的后方，经腓骨肌上支持带的深面，继经跟骨外侧面的滑车突下方，再经腓骨肌下支持带深面的骨性纤维管弯至足底，止于内侧楔骨和第1跖骨基底部跖侧面的外侧。"结于踵"的部分当为腓骨肌下支持带深面的骨性纤维管。前文"起于足小指，上结于踝，邪上结于膝"一段与"其下循足外踝，结于踵"一段相续于部分腓骨骨膜与部分小腿深筋膜。

上循跟，

此句讲足太阳之筋由"结于踵"上行至跟。据前文，"跟"为跟腱。此段经筋即联系腓骨肌下支持带深面的骨性纤维管与跟腱的部分。此处为伸肌下支持带、腓骨肌下支持带及部分跟骨外侧面的骨膜。伸肌下支持带位于踝关节的前方和足背，呈丁字形，由三束骨纤维管构成。外侧束附着于跟骨前部上面；内侧上束附着于内踝的前缘；内侧下束向内下方越过足内侧缘，与足底腱膜相续。[①]腓骨肌下支持带位于跟骨外侧面，前上方续于伸肌下支持带的外侧束，后下方附着于跟骨前部的外侧面。[①]跟腱抵止于跟骨结节，二者以根骨外侧面的骨膜相连。

结于腘；

当为跖肌。跖肌（plantaris）起自股骨外上髁及膝关节囊，向下移行于跟腱的内侧或单独抵止于跟骨。在人体，该肌已经退化并被分为小腿部及跖部：①小腿部分即跖肌，与上肢掌长肌相似，止点常有变化，也可完全缺如；②跖部，为足底腱膜。此段"结于腘"的部分即为跖肌的小腿部。

---

① 张朝佑.人体解剖学［M］.3版.北京：人民卫生出版社，2009：277.

其别者，结于踹外，上腘内廉，与腘中并，

"与腘中并"后有"上结于臀"四字。临床查体触诊病人，见腘至臀一段足太阳经筋只有一条，未见有两条者。故"与腘中并上结于臀"句读应在并字后。若在"上"字后句读，则意指腘至臀一段足太阳经筋为两条，与临床不符。"上结于臀"的解剖学实质我们于后文介绍。

又，"并"字说明"腘中"一支与"结于踹外，上腘中内廉"一支在腘窝区有相同的起止点。从"跟"至"腘"一端涉及的肌肉有三，分别是腓肠肌（外侧）、比目鱼肌、趾长屈肌，其中趾长屈肌与外侧腓肠肌在腘窝区具有相同的起止点。故"腘中"一支为趾肌，"结于踹外"的一支为腓肠肌外侧头（lateral head of gastrocnemius）。

上结于臀，

此处为股二头肌长头（long head of biceps femoris）。股二头肌长头起自坐骨结节，短头起自股骨粗线的外侧唇和外侧肌间隔，肌束自各起点起始后向下方移行于肌腱，肌腱越过腓侧副韧带的外侧止于腓骨头。①

值得注意的是，股二头肌长头起止于腓骨头外侧，而跖肌与腓肠肌外侧头起于股骨外上髁，与股二头肌于膝关节处并无相同起止点，股二头肌长头与跖肌和腓膈肌是否还满足经筋相续性的特征？其实是符合的。足太阳之筋"下循足外踝，结于踵"一段的解剖实质为腓骨长肌。腓骨长肌起自腓骨头、腓骨上 2/3 的外侧面和小腿深筋膜。股二头肌长头与腓骨长肌均起于腓骨头。

---

① 张朝佑.人体解剖学［M］.3 版.北京：人民卫生出版社，2009：267.

上挟脊，上项；

此处为头、颈、胸最长肌。最长肌在髂肋肌的内侧，自上而下分为三部，即胸最长肌（longissimus thoracis muscle）、颈最长肌（longissimus cervicis muscle）和头最长肌（longissimus capitis muscle）。除起于竖脊肌总腱外，胸最长肌在腰部部分纤维起自腰椎横突和副突的后面及胸腰筋膜的中层，以圆形肌腱止于全部胸椎横突的尖端，以肌性组织止于第9或10肋的肋角和肋结节的肋面。颈最长肌位于胸最长肌的内侧，以很薄的肌腱起自第4或5胸椎横突，向上以肌腱止于第2～6颈椎横突的后结节。头最长肌位于颈最长肌和头半棘肌之间，以肌腱组织起自第4或5胸椎横突，第3或4颈椎的下关节突，于头夹肌和胸锁乳突肌的深面止于乳突后缘的上方。[①]

其支者，别入结于舌本；

舌本可指舌骨。《黄帝明堂经》载："廉泉，一名本池，在颔下结喉上舌本，阴维、任脉之会。"可知，廉泉穴所在的位置即舌本，其定位在身体前正中线舌骨上凹陷处。舌骨又称语言骨。《素问·奇病论》载："少阴之脉，贯肾系舌本，故不能言。"讲的是肾经系舌本，所以肾经病可致不能言，此可作为舌本为舌骨的佐证。

此处舌本即为舌骨，此支的解剖实质为二腹肌后腹（posterior belly of digastric muscle）。二腹肌前腹起于下颌骨二腹肌窝，后腹起自乳突内侧，二腹之间以中间腱形成滑车系于舌骨。

---

① 张朝佑.人体解剖学［M］.3版.北京：人民卫生出版社，2009：238.

其直者，结于枕骨，

此处当为头半棘肌（semispinalis capitis）。头半棘肌位于头夹肌和颈夹肌的深侧，瘦人项部两条纵行的突隆即为头半棘肌的体表投影。该肌起自第6或7胸椎横突的尖端，及第4～6颈椎的关节突，有时还部分起自第7颈椎和第1胸椎的棘突，向上汇集，形成宽阔肌腹部，止于枕骨上下项线间的内侧部。[1]

上头，下颜，结于鼻；

《说文解字》曰："颜，眉目之间也。"[2] 眉目之间是什么？是眼睑。眼睑有眼轮匝肌覆盖，而眼轮匝肌是一个弧形的肌肉，覆盖在眼睑、眼眶表面，不满足经文所描述的自枕骨"上头，下颜"的循行。所以眉目之间指的不是眼睑，而是指双眉、双目之间，即眉心、山根的部位。所以，这段经文是讲，此段足太阳之筋自枕骨上头，下行至眉心，聚结在鼻。故其解剖学实质为枕额肌和降眉间肌。

其支者，为目上网，下结于頄；

据上文，"目上网"当为目上冈，指眶上缘处的隆起；"頄"指面颧；"其支者"是指从"上头，下颜，结于鼻"发出的分支。这段经文是讲，该分支从"上头，下颜，结于鼻"一段发出，覆盖眶上缘，向下聚结于颧部。故此段经文的解剖实质当为位于眶上缘处的眼轮匝肌眶部 palpebral part of orbicularis oculi muscle。眼轮匝肌围绕在眼裂周围的皮下，为椭圆形扁肌，深面紧贴于眶部骨膜及睑筋膜的浅面，分眶部、睑部与泪部。眶部为三部分中

① 张朝佑.人体解剖学［M］.3版.北京：人民卫生出版社，2009：238.

② 许慎.说文解字（附检字）［M］.北京：中华书局，1963：181 下.

最大的部分，为眼轮匝肌最外围的部分，在眼眶的前面，肌纤维起自睑内侧韧带及周围的骨性部（上为额骨鼻部，下为上颌骨额突），肌束呈弧形，弓向外侧，在外眦处，上、下部肌纤维相互交错，于该处部分肌纤维止于皮肤，部分肌纤维移行于邻近诸肌（枕额肌额腹和提上唇肌）。[①]

其支者，从腋后外廉，结于肩髃；

《墨子·旗帜》曰"寇传攻前池外廉。"孙诒让《间诂》："廉，边也。"[②] 此处"外廉"即外边。"腋后外廉"即腋的后外侧缘。此支自上文"上挟脊"一段分出，走腋的后外侧缘，结在肩关节前部。故此处当为背阔肌（latissimus dorsi）。背阔肌位于腰背部和胸部后外侧。背阔肌以腱膜起自第 6 胸椎棘突、全部腰椎棘突、骶中嵴、髂骶外侧唇后 1/3 背阔肌；以 3～4 个肌齿起自第 3～4 肋骨外面，有时小部分肌纤维起自肩胛骨下角背面。肌纤维斜向外上方，逐渐集中，经腋窝的后壁，肱骨内侧绕至大圆肌的前面，于大圆肌肌腱外侧移行于扁腱，止于肱骨小结节嵴。[③]

其支者，入腋下，上出缺盆，上结于完骨；

此段足太阳之筋的循行，从肩髃发出，行于腋下，出缺盆，耳后结于乳突。这部分经筋的循行由两块肌肉构成，即胸大肌锁骨部（clavicular part of pectoralis major）和胸锁乳突肌（sternocleidomastoid）。胸大肌的锁骨部是其从肩髃发出行于腋下出缺盆的部分。胸大肌位于胸廓的前上部，为扇形扁肌，起点

① 张朝佑 . 人体解剖学［M］. 3 版 . 北京：人民卫生出版社，2009：223.
② 孙诒让 . 墨子间诂［M］. 上海：上海书店出版社，1986：344.
③ 张朝佑 . 人体解剖学［M］. 3 版 . 北京：人民卫生出版社，2009：235.

范围大，共分三部：上部为锁骨部（借三角胸肌间隔与三角肌相隔），起自锁骨内侧 1/2 的前面，肌纤维斜向下外；中部为胸肋部，起自胸锁关节到第 6 肋软骨之间的胸骨前面半侧和第 6 肋软骨的前面，肌纤维大部分横向外；下部为腹部，此部分起点最小，起自腹直肌鞘前叶，肌纤维斜向上外旋行。三部分肌纤维向外集中，移行于坚韧的腱膜，在三角肌前缘及肱二头肌长头之间，止于肱骨大结节嵴，止点处的腱膜由二层组成：前层为锁骨部肌纤维及胸肋部的中部肌纤维移行而来；后层由胸大肌下半部及后面的肌纤维旋行而来。[①]则足太阳膀胱经筋于此部分指的是胸大肌的锁骨部。

胸锁乳突肌是其"上结于完骨"的部分。胸锁乳突肌位于颈部两侧皮下，颈阔肌深面，一部分以短腱起自胸骨柄前面，称为胸骨头；一部分起自锁骨的胸骨端，称锁骨头。二头向上会合为一个肌腹（内侧头即胸骨头居浅面）。肌纤维向上后方，止于乳突外侧面及上项线的外侧部。[②]

其支者，出缺盆，邪上出于颃。

这段原文中的"其支者"和前句"其支者"一样，也是从肩髃发出。不同的是，这句所讲的经筋循行自肩髃发出，直接出缺盆，斜上行至于颃。据前文，"颃"指面颧。能够从肩端直抵面颧的肌性结构只有颈阔肌（platysma）。这段经筋的解剖实质为颈阔肌起自肩髃的肌纤维。颈阔肌下缘起自胸大肌和三角肌筋膜，肌纤维斜向上内方，越过锁骨和下颌骨至面部，前部肌纤维止于下

① 张朝佑. 人体解剖学［M］. 3 版. 北京：人民卫生出版社，2009：232.

② 张朝佑. 人体解剖学［M］. 3 版. 北京：人民卫生出版社，2009：227.

颌骨的下颌底和口角，其最前部的肌纤维左右相互交错，后部肌
纤维移行于腮腺咬肌筋膜和部分面部肌肉（指降下唇肌和笑肌）
表面。[①]

2. 足少阳之筋

足少阳之筋，起于小指次指，上结外踝，

此段经文讲，足少阳之筋起自第 4 趾，向上聚结于外踝。结
合临床上触诊病人的情况，此段经筋循行的解剖实质为第四趾趾
短伸肌腱和相关趾短伸肌肌纤维。趾短伸肌（extensor digitorum
brevis）位于足背皮下，趾长伸肌腱的深侧，为弱小扁肌。在跗
骨窦入口的前方起自跟骨前端的上面和外侧面及伸肌下支持带，
肌束内前方行走，移行于细腱，腱与趾长伸肌腱斜行交叉，分别
移行于第 2 至第 4 趾的趾背腱膜。此肌收缩时，可伸中间三趾，
并向外侧牵引。[②]

上循胫外廉，结于膝外廉；

此句顺承上句，"上循胫外廉"是从外踝而上的。此句又言
"结于膝外廉"，说明此段经筋循行描述的是一个位于外踝与膝关
节外侧之间的结构。临床触诊相关病人，笔者发现此段经筋的循
行与腓骨长肌的位置极为相近，但腓骨长肌为足太阳之筋所属，
故此段经筋不是腓骨长肌。此结构当外侧鞘。外侧鞘是由小腿筋
膜的外侧部分、小腿前肌间隔、小腿后肌间隔和腓骨外侧面的骨

① 张朝佑.人体解剖学［M］.3 版.北京：人民卫生出版社，2009：227.
② 张朝佑.人体解剖学［M］.3 版.北京：人民卫生出版社，2009：272.

膜构成的一骨性纤维鞘，鞘内含有腓骨长、短肌。

其支者，别起外辅骨，上走髀，前者结于伏兔之上，后者结于尻；

如前所述，辅骨为腓骨，外辅骨即为腓骨外侧；髀为大腿；伏兔为股直肌的隆起部，"伏兔之上"即为股直肌隆起部以上的区域；尻为臀部。此段经文，"其支者"是与后"其直者"相对而言的。此处其支者起于腓骨外侧，上行于大腿，前部结于股直肌隆起部的上方，后部结于臀部。此段所言之位置与髂胫束（髂胫韧带）的解剖位置一致。髂胫束（iliotibial tract）上方起自髂嵴外唇（前方至髂前上棘，后方至髂结节），下方止于胫骨外侧髁。此束前部纤维为阔筋膜张肌的腱膜，后部纤维为臀大肌的肌腱的延续部分。实际上髂胫束为阔筋膜张肌和臀大肌的结合腱。[①]故此段经文所述当为髂胫束。

其直者，上乘䏚季胁，上走腋前廉，系于膺乳，结于缺盆；

䏚，据前文所释，为季胁下方夹脊两旁空软部分，在人为体侧。季，末也；季胁也就是最末一对肋骨。此段是讲，直行的部分，向上覆盖体侧季胁下方夹脊两旁空软部分和季胁，向上行于腋窝前缘，和膺乳相联系，结于缺盆。"结"字说明此部分与缺盆骨性标志存在紧密连接。

我们在讨论此段所述的解剖结构时，首先要解释以下问题。"其直者"和上文"其支者"相对，则"其直者"的起点亦应是在"膝外廉"，那么，"其直者，上乘䏚季胁"，从腓骨外侧到腰

---

① 张朝佑.人体解剖学［M］.3版.北京：人民卫生出版社，2009：275.

部体侧和第 12 肋，这中间的过程是怎样的呢？经文不详。这个问题我们稍后讨论。

后文又讲，此段经筋上至腋前缘，联系膺乳，结于缺盆。此部分的经筋循行和胸肌筋膜的浅层相似。胸肌筋膜分为两层。浅层覆盖胸大肌并延伸于胸大肌的纤维束之间。向上附着于锁骨的骨膜，向内移行于胸骨表面与胸骨骨膜相融合，向下移行于腹壁。深层贴于胸大肌的深面，在锁骨下方分两层包绕锁骨下肌，于锁骨下肌下缘合为一层继续向下，于胸小肌上缘又分为两层包绕胸小肌，在其下缘处与浅层融合成一层，向下至腋腔底，续于腋筋膜。[①]胸肌筋膜的浅层即为足少阳经筋"上走腋前廉，系于膺乳，结于缺盆"的部分。

"眇季胁"至"上走腋前廉，系于膺乳，结于缺盆"之间是以腹深筋膜相连的。腹深筋膜浅层向上和胸肌筋膜浅层（胸大肌表面的深筋膜）及背阔肌表面的深筋膜相连，向内覆盖腹直肌鞘，向下附着于腹股沟韧带及髂嵴外唇。

我们要注意，髂胫束的一端起止位置亦是髂嵴外唇。据前文，髂胫束为阔筋膜张肌和臀大肌的结合腱。阔筋膜张肌以短腱起自髂前上棘，后移行至髂胫束。[②]臀大肌以广泛短腱起自臀后线以后的髂骨背面、骶骨下部、尾骨的背面及骶尾骨之间的韧带、胸腰筋膜和骶结节韧带。肌纤维平行斜向外下方，全股骨上部，上部（大部分）移行于髂胫束的深面，下部（小部分）止于股骨的臀肌粗隆。可见，在髂嵴外唇的大部分区域，髂胫束与腹

①　张朝佑. 人体解剖学［M］. 3 版. 北京：人民卫生出版社，2009：234.
②　张朝佑. 人体解剖学［M］. 3 版. 北京：人民卫生出版社，2009：264.

深筋膜的浅层共同起止。

我们再回到前面存疑的那个问题："其直者，上乘眇季胁"段的经筋是如何从腓骨外侧到体侧胁下和第12肋的？其实此段亦是借助于髂胫束，并且是在髂嵴外唇的大部分区域和腹深筋膜的前面相连的。因前文所述，"其支者"，于前是阔筋膜张肌，于后是臀大肌，故而两者之间的自当是"其直者"。"其支者"一节在《灵枢·经筋》原文中录于"其直者"之前，并且从外辅骨走髀一段在"其支者"一节已述，故而在"其直者"一节不赘言。此亦符合《灵枢经》行文特点。

就目前看，此句"其直者，上乘眇季胁，上走腋前廉，系于膺乳，结于缺盆"所描述的解剖结构均为筋膜：从髂胫束到腹深筋膜浅层，再到胸肌筋膜。但我们还要注意一个细节——"季胁"。这是一个十分明显的骨性标志。腹深筋膜浅层覆盖腹外斜肌表面，所以不到第12肋。那么能到第12肋的就只有肌肉了。所以此段少阳的成分还应有腹外斜肌的部分相关肌纤维。

所以我们将上述此段少阳经筋循行所涉及的筋膜定义为狭义的由此段足少阳经筋构成所涉及的解剖结构。广义的此段足少阳经筋构成所涉及的解剖结构还包括了相关的肌纤维。如腹外斜肌抵止于第12肋的相关肌纤维、胸肌筋膜浅层所包绕的部分胸大肌。

直者，上出腋，贯缺盆，出太阳之前，

后文言"循耳后"，可知此段足少阳筋位于颈部。主病中有"颈维筋急""维筋相交"之语，说明"维筋"位于颈部，且是一个相交的结构。纵观足少阳筋的循行，只有此一段位于颈部。说明此段经筋即主病所说的"维筋"，且维筋的一个起止点位于耳后。此句中"直者"是顺承前文"其直者，上乘眇季胁，上走腋前廉，系于膺乳，结于缺盆"而言的。也就是说，此段经筋与胸肌筋膜关系较为密切。满足此条件的颈部肌肉只有一组，即胸锁乳突肌。胸锁乳突肌为足太阳、足少阳经筋并走。此段讲"出太阳之前"指的是出足太阳筋之前。颈部足太阳之筋涉及的肌肉有五，分别是头半棘肌、胸锁乳突肌、头最长肌、颈最长肌、颈阔肌，则"出太阳之前"中的太阳是指头半棘肌。

循耳后，上额角，交巅上，下走颔，上结于颃；

巅，首也。颔，下巴，作骨性标志指下颌体。颃，面颧也。

此段足少阳经筋从耳后上至额角，并交于头，之后下走下颌体，向上结于面颧。依据经文所述，结合临床摸筋的经验，知"上额角，交巅上"一段经筋的循行与颞筋膜相近。

颞筋膜位于颞部皮下，覆盖颞肌表面，呈坚韧的纤维板状。据调查，颞筋膜分为三层的部分占2/3，即浅层、中层、深层。浅层沿颞上线起自骨膜，其浅面在颧弓处与帽状腱膜会合，不易分开；其深面与颞筋膜中层粘连甚松，较易撕开。中层为半透明的薄膜，起于颞上线的下方（即颞中线），与骨膜相连，其浅层与中层大多数在颧弓上方与深层相混，不易分离。深层起自颞下线，较上述两层发达，向下在颧弓上方，复分为深浅两层，浅层附着于颧弓的外侧缘，深层在颧弓深面与咬肌筋膜相续，两层间夹有脂肪组织。颞筋膜分为两层者在国人约占1/3，即分浅深两层，覆盖颞肌，深层在颧弓上方不远处复分为两层，

其附着情况同三层者的深层。浅层起自颞上线，向下在颧弓处
与深层相混。①

因本段经筋"上额角，交巅上"，故此部分当为颞筋膜的浅
层。"交巅上"的解剖依据是颞筋膜浅层起于颞上线处的骨膜。

"下走颔"是通过颞筋膜与咬肌筋膜相续实现的。颞筋膜浅
层向下在颧弓上方与深层相混，之后颞筋膜又分为两层，其深层
与咬肌筋膜相续。咬肌筋膜向下与颈深筋膜（浅层）相续。

据前文，"颔"为下巴，"颊"为面颧。此段经筋下至颔，又
上行至颧部，描述的实为咬肌。咬肌位于下颌支外侧的皮下，为
长方形扁肌，分深浅两部。浅部纤维借肌腱起自颧弓的 2/3，深
部纤维以肌性起始于颧弓后 1/3 及其内侧面。浅部纤维斜向后下
方，深部肌纤维垂直下降，二部会合止于下颌支外面的咬肌粗
隆。② 可知本段足少阳经筋"上结于颊"，是通过腮腺咬肌筋膜联
系咬肌，通过咬肌浅部完成的。

本段经筋继胸锁乳突肌之后，从耳后"上额角，交巅上"。
前文说"上额角，交巅上"的解剖实质为颞筋膜浅层。胸锁乳突
肌起止于乳突，颞筋膜浅层起止于颞上线，则胸锁乳突肌和颞筋
膜浅层是如何勾连的？笔者的观点是二者借枕额肌相联系。颞筋
膜浅层在近颧弓处与帽状腱膜愈合，胸锁乳突肌与枕额肌均可起
自乳突，即此联系的解剖基础。枕额肌枕腹起自上项线的外侧半
和乳突部上面。

① 张朝佑.人体解剖学［M］.3 版.北京：人民卫生出版社，2009：264.
② 张朝佑.人体解剖学［M］.3 版.北京：人民卫生出版社，2009：225.

　　支者，结于目外眦，为外维。

　　据前文，"目外眦"指的是目眶的上边及上部区域。"外维"为外角。足少阳筋主病提到"从左之右，右目不开"。考足少阳筋的循行与目相关者，只有此段经筋，且此段经筋与目的开闭有关。可知本段经筋和目眶的上缘有连接较紧密，且能影响目的开闭作用的肌肉。结合临床经验，知此段经筋为眼轮匝肌的眶部。

　　眼轮匝肌（orbicularis oculi, orbicular muscle of eye）：围绕眼装周围的皮下，为椭圆形扁肌，深面紧贴于眶部骨膜及睑筋膜的浅面，分眶部、睑部与泪部。眶部（orbital part）为三部中最大的部分，为眼轮匝肌最外围的部分，在眼眶的前面，肌纤维起自睑内侧韧带及其周围的骨性部（上为额骨鼻部，下为上颌骨额突），肌束呈弧形，弓向外侧，在外眦处，上、下部肌纤维相互交错，部分肌纤维止于皮肤，部分肌纤线移行于邻近诸肌（枕额肌额腹和提上唇肌）。作用为使眶部周围皮肤产生皱纹，使眉下降，上提颊部皮肤，使睑用力闭合。[1]眼轮匝肌眶部的上部肌纤维参与眼睑的开闭，参与形成外眼角的角状外形，和目眶上缘紧密连接，可知眼轮匝肌眶部的上部肌纤维为此支的解剖结构，亦可知"外维"指的外眼角。

　　从经文对本支的描述来看，本支足少阳经筋似乎应当是先结于目外眦，而后参与形成外眼角。此"支者"从哪里分出？眼轮匝肌眶部并无肌纤维在外眼角附近抵止于颞筋膜浅层。且绝大部分翼内、翼外肌表面无深筋膜，只有肌外膜包围，深筋

---

① 张朝佑.人体解剖学［M］.3版.北京：人民卫生出版社，2009：223.

膜只有三处（颞筋膜、腮腺咬肌筋膜、颊咽筋膜）比较明显①。可知眼轮匝肌眶部上方肌纤维与颞筋膜浅层也没有筋膜上的联系。咬肌浅部起止于颧弓前 2/3，咬肌浅部肌纤维、腮腺咬肌筋膜亦不与眼轮匝肌眶部上方肌纤维产生直接联系。可知，本支并不从"上额角，交巅上"的颞筋膜浅层和"上结于颃"的咬肌浅部分出。

那么，本支只能是在耳后通过枕额肌、帽状腱膜，借道足太阳筋，下结于目外眦，与眼轮匝肌眶部上方肌纤维相连。

3. 足阳明之筋

足阳明之筋，起于中三指，结于跗上，邪外上加于辅骨，上结于膝外廉，

据前文，"跗"为足背，"辅骨"为腓骨。此句讲足阳明之筋起自"中三指"，在足背聚集，斜外上行于腓骨，向上结于膝关节外侧。问题来了，"中三指"应当如何理解？后文主病讲"其病足中指支胫转筋"，可知"中指"指的是足中趾。且以"中指"指代足中趾也符合《灵枢经》的语言习惯。如《灵枢·本输》载："陷谷者，上中指内间上行二寸陷者中也。"《灵枢·经脉》载："下足跗，入中指内间；其支者，下廉三寸而别，下入中指外间；其支者，别跗上，入大指间，出其端。"然而，若"中三指"指的是足中趾，则用"中指"即可，没必要用"中三指"称之。且笔者在临床上亦遇到过第 2、3、4 趾"支胫转筋"的情况，故

---

① 张朝佑. 人体解剖学［M］. 3 版. 北京：人民卫生出版社，2009：225.

笔者更倾向于将"中三指"定为足中间的三个脚趾。

构成此段经筋循行的解剖结构为延伸至中间三个脚趾的趾长伸肌腱与相关的趾长伸肌肌纤维。趾长伸肌在前文有述及。延伸至小趾的趾长伸肌腱及与之相关的部分趾长伸肌肌纤维构成可足太阳膀胱经筋自"起于足小指，上结于踝，邪上结于膝"的部分。趾长伸肌在足背分为五个腱，除第三腓骨肌（起止点不在中三趾）和分布至小趾的趾长伸肌腱外，分布至第2～4趾的趾长伸肌腱和其相关的肌纤维构成了足阳明经筋在此段的解剖结构。

直上结于髀枢，

据前文，"髀"为大腿，"髀枢"为髋关节。此句是讲，此段足阳明经筋从膝外侧直上而行，聚结在髋关节周围。根据该段经筋的起止点和循行的区域，股外侧肌（vastus lateralis muscle）符合这段经筋的特征。股外侧肌是股四头肌的一部分，下方与其他三个头一起形成一扁腱抵止于胫骨粗隆；上方起自股骨粗线的外唇、大转子前缘和下缘、转子间线的上部和外侧肌间隔。

上循胁，属脊；

"上循胁"是讲此段足阳明经筋从髀枢（髋关节）上行至胁肋；"属脊"是讲此段经筋与脊柱有连属。构成此段足阳明经筋的肌肉是臀中肌、部分腹外斜肌肌纤维和肋间外肌、肋提肌。

臀中肌（gluteus medius）前上部位于皮下，后下部位于臀大肌的下面，其前方为阔筋膜张肌，后方为梨状肌。全肌呈扇形，起自髂骨背面的臀前线以上、臀后线以前的骨面及髂嵴外唇和阔筋膜。纤维向下集中形成短腱，止于股骨大转子尖端的上面和外侧面。①

腹外斜肌（obliquus externus abdominis）位于胸下部和腹部外侧的皮下，为腹肌中最宽大的阔肌。外半部是腹肌，呈长方形；内半部是腱膜。此肌遮盖胸廓下部及腹内斜肌。八个肌齿起自第 5～12 肋骨的外面，上部肌齿与前锯肌肌齿交错；下部肌齿与背阔肌肌齿交错。肌纤维与肋间外肌方向一致，这可能是由于在某种关系上，肋间外肌与腹外斜肌同源之故（肋间肌随着下部肋骨的消失，彼此愈合而形成了腹外斜肌）。肌纤维斜向前下方，后下部的肌纤维止于髂嵴前部的外唇；前上部的肌纤维向前下方，在半月线以内和髂前上棘高度以下，移行于宽阔的腱膜。该腱膜的下缘增厚并向内卷曲，紧张于髂前上棘和耻骨梳之间，称腹股沟韧带（inguinal ligament）。②

在这段经筋循行中，臀中肌的起止点位于股骨大转子尖端和髂嵴外唇，腹外斜肌的止点也位于髂嵴外唇，二者构成了足阳明筋从髀枢上循胁的部分。

此段经筋"属脊"是通过肋间外肌与肋提肌完成的。肋间外肌肉与腹外斜肌同源，二者肌纤维方向一致，为二者具有相同的经筋归属提供了一定的支持。肋间外肌（external intercostale）位于各肋间隙的外面，其后部在肋结节处与肋提肌毗邻，前部肌纤维仅到肋骨与肋软骨结合处。于肋软骨间隙处，肌纤维退化，而代之以结缔组织膜，称为肋间外膜（external intercostal membrane）。该肌起自上位肋骨下缘内面的肋钩下面（第 12 肋骨除外），肌

① 张朝佑.人体解剖学［M］.3 版.北京：人民卫生出版社，2009：264.
② 张朝佑.人体解剖学［M］.3 版.北京：人民卫生出版社，2009：242.

纤维斜向前下，抵止于下位肋骨的上缘。[1]肋提肌（levatores costarum）呈三角形，位于脊柱的两侧，共 12 对。起自第 7 颈椎和第 1 至第 11 胸椎横突尖，斜向外下方，止于下位肋骨肋结节外侧的肋骨上缘。其上 8 对肌肉叫肋短提肌（levatores costarum breves）；下 4 对肌肉的肌束较长，越过一个肋骨，抵止于下一个肋骨，叫肋长提肌（levatores costarum longi）。[2]

其直者，上循骭，结于膝；

此句"其直者"当对上文"邪外上加于辅骨而言"，即从"跗"（足背）发出。"骭"为胫骨。此句是讲，此段足阳明经筋自足背而上循胫骨而结于膝关节附近。从解剖上，其循行与胫骨前肌相似。胫骨前肌（tibialis anterior）起自胫骨外侧面的上 2/3 及其邻近的小腿间骨间膜和小腿筋膜。肌束向下移行于长腱，经过伸肌上支持带和伸肌下支持带深面的内侧管至足背，绕过足的内侧缘，止于内侧楔骨及第一跖骨基底部。[3]伸肌上支持带和伸肌下支持带深面的内侧管即其结于足背的部分，而此段只言其在"跗"以上的部分，以下的部分未及。

其支者，结于外辅骨，合少阳；

据前文，外辅骨为辅骨外侧。此句中的少阳为足少阳。此句讲足阳明之筋的分支聚结于辅骨外侧，合于足少阳之筋。所合的足少阳之筋即"上循胫外廉，结于膝外廉"一段。此段足少阳之筋的解剖实质为外侧鞘，其中包含腓骨长肌、腓骨短肌。腓骨

---

[1]　张朝佑.人体解剖学［M］.3 版.北京：人民卫生出版社，2009：234.

[2]　张朝佑.人体解剖学［M］.3 版.北京：人民卫生出版社，2009：240.

[3]　张朝佑.人体解剖学［M］.3 版.北京：人民卫生出版社，2009：268.

长肌为足太阳筋，且腓骨短肌起于腓骨外侧面。故此段足阳明筋合足少阳筋的分支的解剖实质为腓骨短肌（peroneus brevis）。骨短肌起自腓骨外侧面下 2/3 及小腿前、后肌间隔，上部肌束被腓骨长肌覆盖，其肌腱与腓骨长肌腱一同下降，先居其内，后居其前，然后行至外踝后方和腓骨肌上支持带的深面，沿着跟骨外侧面向前行，止于第 5 趾骨粗隆。其作用使足外翻、趾屈及外展。[①]

其直者，上循伏兔，上结于髀，

据前文，"伏兔"为股直肌的隆起处。此段经筋的解剖实质为股直肌（rectus femoris）。股直肌是股四头肌中的一个头。股直肌起自髂前下棘和髋臼上部，下方与其他三个头共同形成一肌腱抵止于髌骨粗隆。

聚于阴器，

此段"聚于阴器"的部分为腹内斜肌最下部构成提睾肌的部分。腹内斜肌（musculi obliquus internus abdominis）肌腹呈扁形，较腹外斜肌薄，自后而前起自胸腰筋膜、髂嵴前部中间线和腹股沟韧带外侧 2/3。肌纤维方向与腹外斜肌方向交叉。此肌后部纤维向前上方，止于第 12、11 及第 10 肋软骨及肋骨的下缘，中部靠上方的肌纤维（髂前上棘部）水平向内，这两部分肌纤维在半月线附近，移行于腱膜。腱膜分为前后两层，参与腹直肌鞘前后叶的构成，再向内止于白线。下部的肌纤维（腹股沟韧带部分）斜向内下方，经过精索（在女性为子宫圆韧带）的前面移行于腱膜，下缘部的腱膜与腹横肌的腱膜形成联合腱（腹股沟镰）。联合腱向内侧参与腹直肌鞘前壁的构成，联合腱向下止于耻骨梳

---

① 张朝佑. 人体解剖学［M］. 3 版. 北京：人民卫生出版社，2009：271.

的内侧端及尺骨结节附近。在男性，腹内斜肌的最下部的肌束随精索进入阴囊，像一个网兜一样套住睾丸和精索，构成提睾肌。①提睾肌（cremaster）是"聚于阴器"的解剖实质。

上腹而布，

临床触诊，该段经筋的结构与腹直肌重合。腹直肌（rectus abdominis）位于腹前壁正中线的两侧，居腹直肌鞘内。腹直肌起自第 5 ～ 7 肋软骨的前面和剑突，肌纤维直向下方，止于耻骨上缘及耻骨联合的前面。②

结合上句经文，我们可以确定"上腹而布"是从阴器上腹。而腹直肌在近阴处的起止点位于耻骨上缘及耻骨联合的前面，不在阴囊，更不与提睾肌相连。那么足阳明之筋"结于阴器"之后是如何"上腹而布"的呢？

腹直肌鞘包绕在腹直肌外侧。腹内斜肌与腹直肌鞘的构成联系密切。腹内斜肌腱膜在腹直肌上 2/3 的外侧缘分为两层：前层与腹外斜肌腱膜愈合，构成鞘的前层；后层与腹横肌腱膜愈合，构成鞘的后层，故腹直肌鞘的上 2/3，前后两层均由两层构成。但腹直肌鞘的下 1/3，约在脐平面一下 4 ～ 5cm 处的下方，鞘的后层完全转至腹直肌前面与其前层愈合，故自脐下 4 ～ 5cm 处以下的腹直肌鞘后层完全缺如，使腹直肌后面与腹横筋膜直接相贴。③ 也就是说，"上腹而布"的腹直肌是通过腹直肌鞘（sheath of rectus abdominis）与足阳明筋聚于阴器的结构发生关联的。此

① 张朝佑 . 人体解剖学［M］. 3 版 . 北京：人民卫生出版社，2009：242.
② 张朝佑 . 人体解剖学［M］. 3 版 . 北京：人民卫生出版社，2009：241.
③ 张朝佑 . 人体解剖学［M］. 3 版 . 北京：人民卫生出版社，2009：243.

即足阳明筋"聚于阴器，上腹而布"的本质。

　　至缺盆而结，

　　据前文，"缺盆"为锁骨与斜方肌上缘围成的菱形区域。此段经文言"至缺盆而结"，说明该结构向上应当至锁骨。前文讲"上腹而布"，说明此段经文与"上腹而布"的结构有连属。此段经筋对应的解剖结构为肋间外膜。肋间外膜（external intercostal membrane）是位于肋软骨间隙的结缔组织膜，是由肋间外肌肌纤维退化而形成的。而腹直肌起自第 5 ～ 7 肋软骨的前面和剑突。换言之，足阳明之筋即是借腹直肌与肋间外膜完成"上腹而布，至缺盆而结"的。前文在讲腹外斜肌时，讲过肋间外肌与腹外斜肌同源，且肋间外膜由肋间外肌退化而来，此亦肋间外膜当属足阳明筋的证据。

　　上挟口，

　　据上句经筋循行的描述可知此处"上挟口"是自缺盆而上。前文对"挟"字做出了如下解释："《灵枢·经筋》讲某筋挟某部，是在表达该筋相关节段与该部位在解剖位置上毗邻，且经筋循行于相关部位的外侧；功能上经筋对相关部位的功能有帮辅作用。"此处"挟口"是说此段足阳明之筋的循行与口毗邻，且在口的外侧，参与口的生理功能（如表情、口的开闭等）。所以，"上挟口"三个字包含了两段经筋，一段是由缺盆至颌的部分，另一段是由颌至口周挟口的部分。

　　由缺盆至颌一段的解剖实质是颈阔肌。颈阔肌（platysma）下缘起自胸大肌和三角肌筋膜，肌纤维斜向上内方，越过锁骨和下颌骨至面部，前部的肌纤维止于下颌骨的下颌底和口角，其最前部的肌纤维左右相互交叉，后部的肌纤维移行于腮腺咬肌筋膜和部分面部肌肉（指降下唇肌和笑肌）。[1] 这是从缺盆至口的部分。

挟口的部分有口轮匝肌、降口角肌。口轮匝肌（orbicularis oris）位于口裂周围的口唇内，为椭圆形的环形扁肌，上至外鼻，下至颏结节的上方，肌纤维部分起自下颌骨及下颌骨的切牙窝，部分起自口角附近的黏膜及皮肤内，部分肌纤维为颊肌、切牙肌、颧肌及降口角肌的延续。其他所有至口周围的肌，皆交错编织于该肌内。[2] 降口角肌位于口角下部的皮下，为三角形的扁肌，起自下颌骨的下缘（自颏结节至第一磨牙之间的部分），肌纤维斜向上内方，覆盖颏孔，逐渐集中于口角皮肤，部分肌纤维移行于切牙肌，部分肌纤维至上唇移行于口轮匝肌。[3]

合于頄，

据前文，"頄"为面颧。此段包含两种情况。一是从颈部直接合于頄，一是从口合于頄。从颈部合于頄的是通过颈阔肌、腮腺咬肌筋膜实现的。颈阔肌后部的肌纤维移行于腮腺咬肌筋膜。腮腺咬肌筋膜即腮腺筋膜（parotid fascia）和咬肌筋膜（masseteric facia）。腮腺筋膜构成腮腺的筋膜鞘，咬肌筋膜覆盖咬肌表面。腮腺咬肌筋膜不十分发达，其上方固定于颧弓，下方在下颌角附近移行于颈部深筋膜（固有筋膜）；前方在咬肌前缘的稍前方，与颊咽筋膜会合；后方固定于乳突及外耳道软骨。[4]

① 张朝佑.人体解剖学［M］.3 版.北京：人民卫生出版社，2009：227.
② 张朝佑.人体解剖学［M］.3 版.北京：人民卫生出版社，2009：223.
③ 张朝佑.人体解剖学［M］.3 版.北京：人民卫生出版社，2009：227.
④ 张朝佑.人体解剖学［M］.3 版.北京：人民卫生出版社，2009：226.

从口合于烦的是通过颧大肌实现的。颧大肌起自同名骨的前面（即在颧骨接近颧颞缝处），肌束斜向内下方，终于口角的皮肤和颊黏膜，部分肌纤维移行于口轮匝肌。[①]

下结于鼻，

此段足阳明经筋主要是由提上唇肌的部分肌纤维及颧小肌构成。提上唇肌（levator labii superioris）位于眶下部的皮下，上部肌束被眼轮匝肌覆盖。起点分二部：内侧部起自上颌骨额突的下部，平梨状孔上缘附近；外侧部较宽，起自眶下缘至眶下孔之间的部分。二部分肌纤维向下集中于上唇，终止于上唇、鼻翼及鼻唇沟附近的皮肤。[②] 颧小肌平颧颌缝之后起自颧骨，肌纤维向内下方至唇。靠上部，该肌同提上唇肌以狭窄的三角形间隙相隔，但下部同提上唇肌融合。此肌提起上唇以暴露上颌牙齿，还参与提起并加深鼻唇沟。[③]

上合于太阳，

此句"上合于太阳"分为两种情况：一为借鼻肌（nasalis）与足太阳筋相连，二为借提上唇鼻翼肌（levator labii superioris）与足太阳筋相连。鼻肌分为三个小肌。①横部：位于外鼻下部两侧皮下，在提上唇肌深面，起自上颌骨尖牙及侧切牙的牙槽，肌纤维先斜向上外方，然后绕过鼻翼逐渐增宽，弯向内方，在鼻背与对侧肌纤维借腱膜相连。②翼部：居横部的内侧部，较横部弱小，肌纤维居上，较短，止于鼻翼软骨的外侧面。③降鼻中隔

① 张朝佑.人体解剖学［M］.3 版.北京：人民卫生出版社，2009：224.

② 张朝佑.人体解剖学［M］.3 版.北京：人民卫生出版社，2009：223.

③ 张朝佑.人体解剖学［M］.3 版.北京：人民卫生出版社，2009：224.

肌：分深浅两部，浅部起自口轮匝肌，深部起自上颌骨的中切牙的牙槽轭止于鼻中隔软骨的下面。鼻肌通过其横部与在上的降眉间肌（足太阳经筋的解剖成分）相关联，从而合足太阳筋。提上唇鼻翼肌与眼轮匝肌眶部相关连，而合足太阳筋。

太阳为目上网，阳明为目下网；

此处足阳明筋行之目下冈的部分为眼轮匝肌眶部在目下的肌纤维。

其支者，从颊结于耳前。

此处为笑肌（risorius）。笑肌肌纤维部分起自腮腺咬肌筋膜，部分起自鼻唇沟附近的皮肤，还有部分肌束与颈阔肌后部肌束相连，肌束向内侧集中于口角，终止于口角皮肤，并与降口角肌结合。[①]

4. 足太阴之筋

足太阴之筋，起于大指之端内侧，上结于内踝；

此段所述为踇展肌（abductor hallucis）。踇展肌起自跟骨结节的内侧及舟骨粗隆，部分腱膜起自足底腱膜和屈肌支持带，肌束向前移行于坚强的肌腱。其腱与踇短屈肌内侧腹愈着后，止于第一趾骨基底部的跖侧。[②]

其直者，络于膝内辅骨，

此段足太阴经的经筋"络于膝内辅骨"。内辅骨是腓骨内侧，原文用"络"字，说明该段解剖结构与腓骨内侧有联系，但不是

———————

① 张朝佑.人体解剖学［M］.3版.北京：人民卫生出版社，2009：224.

② 张朝佑.人体解剖学［M］.3版.北京：人民卫生出版社，2009：272.

完全起（止）于腓骨内侧。又言"膝"，说明该解剖结构的起止
点近于膝关节。胫骨后肌（tibialis posterior）符合上述特点。胫
骨后肌起自小腿骨间膜上 2/3 及邻近的胫腓骨骨面，肌束向下移
行于长的肌腱，该腱向下方行于趾长屈肌的深面，经过分裂韧带
深面和内踝后面的沟单独穿过骨性纤维管至足内侧缘。其腱分叉
如指状，主要抵止于舟骨粗隆及内侧、中间和外侧楔骨的基底
面。①

上循阴股，结于髀，

据前文，"阴股"是大腿内侧，"结"为聚结，"髀"为大腿。
此句讲足太阴之筋沿大腿内侧循行，聚结于大腿。此段当为股内
侧肌（vastus medialis）内侧支持带。股内侧肌是股四头肌的其中
一头。上端起自股骨粗线的内侧唇和内侧肌间隔，下端与其他三
头一起形成髌韧带止于胫骨粗隆。髌韧带上方起自髌尖和髌关节
面下方，向下止于胫骨粗隆及胫骨前嵴的上部；其内外两缘分别
移行于髌内侧支持带和髌外侧支持带。② 髌内侧支持带为股内侧
肌肌腱的一部分。起自股内侧肌肌腱及髌底，沿髌韧带的内侧向
下，止于胫骨上端内侧面。③

聚于阴器，上腹，结于脐，循腹里，结于肋，

此段经文是讲足太阴筋在阴器聚集，上循腹部，聚结于脐
周，循行于腹里，聚结于肋部。"腹里"是一个关键词，即腹
内。"循腹里"表明此段经筋不在腹部表面，而在腹部深层。这

---

① 张朝佑.人体解剖学［M］.3 版.北京：人民卫生出版社，2009：270.
② 张朝佑.人体解剖学［M］.3 版.北京：人民卫生出版社，2009：166.
③ 张朝佑.人体解剖学［M］.3 版.北京：人民卫生出版社，2009：166.

段经文还讲明，此段足太阴筋与肋部、脐周、阴器有关联。以此两点特征，结合临床观察，我们可以确定腹横肌（transversus abdominis）即为此段足太阴筋循行的解剖实质。

腹横肌为腹部阔肌中最深和最薄者，大部分被腹内斜肌覆盖，最上部的肌纤维被腹直肌覆盖。起点广阔，自上而下起自第7～12肋软骨的内面（自肋缘向上约一手掌宽的地方，其横齿与膈肌的肌齿相互交错），胸腰筋膜、髂嵴前部的内唇和腹股沟韧带外侧1/3肌纤维横向内行，移行于腱膜，然后参加腹直肌鞘后叶的构成，并止于白线。腹横肌最下部的肌束也参加提睾肌和联合腱的构成。[①] 参与构成提睾肌与联合腱的腹横肌最下部肌束即足太阴筋"聚于阴器"的部分。

关于"上腹，结于脐"，我更倾向于这是在病理状态下对临床触诊的描述。我们要知道，此句所述是自阴器而"上腹，结于脐"，这与腹横肌的循行不符。腹横肌的肌纤维是横向的，此句记述的方向是纵向的。笔者在临床上触诊病人时多见"上腹，结于脐"的情况。触诊相关病人时，以手指轻抵腹中线耻骨联合上缘，指头方向指向肚脐，左右轻轻滑动，指下即可感受到一个条状物，上薄下厚，粗的时候能到3厘米，细的时候约0.5厘米。这个脐下的条状物多在足太阴筋病时出现。特别是当腹横肌"聚于阴器"一支可及时，该条状物更容易出现，二者相关性极强。虽然该条状物可及与腹内横肌"聚于阴器"一支可及的情况相关性很强，但我们不能把答案锁定在腹横肌上。原因很简单，腹横肌止于白线，而不是止于脐下白线。因此，该条状物应与腹外斜

---

① 张朝佑.人体解剖学［M］.3版.北京：人民卫生出版社，2009：242.

肌、腹内斜肌、腹直肌鞘、腹直肌无关。

该条状物只出现在脐下白线的原因是什么？笔者认为与锥状肌有关。锥状肌（pyramidalis）是一个长三角形的小扁肌，起自耻骨上支的前面，止于白线。因为该肌的存在，肚脐下的白线得到加强，所以会出现肚脐下条状物可及的情况。

散于胸中；

此处为膈肌（diaphragm）。膈肌为圆顶形宽阔的薄肌，中央为腱性部分，周围为肌性部分，介于胸腹腔之间，构成胸腔的底和腹腔的顶。在发生上，此肌属于颈部的躯干肌，随心脏的下降而逐渐向身体尾侧转移，同时横位于胸廓的下口。此肌起自胸廓下口的周围，前至胸骨剑突，两侧为肋软骨及其相邻的肋骨，后至腰椎，肌纤维向中央移行于中心腱。[1]腹横肌肌齿与膈肌肌齿相交错。胸内筋膜衬于胸壁的内面，该层筋膜覆盖于膈肌上面的部分，又叫作膈筋膜。[2]

其内者，著于脊。

此段所述为腰方肌（quadratus lumborum）。腰方肌为长方形的扁肌，位于腹腔后壁脊柱的两侧。其内侧为腰大肌，后面借助腰方筋膜的深层与竖脊肌分隔。起自髂嵴后部的内唇、髂腰韧带及下方 3～4 个腰椎横突。肌纤维斜向内上方，止于第 12 肋骨内侧半下缘、上方 4 个腰椎横突及第 12 胸椎体。[3]

① 张朝佑.人体解剖学［M］.3 版.北京：人民卫生出版社，2009：246.
② 张朝佑.人体解剖学［M］.3 版.北京：人民卫生出版社，2009：234.
③ 张朝佑.人体解剖学［M］.3 版.北京：人民卫生出版社，2009：243.

5. 足少阴之筋

足少阴之筋，起于小指之下，并足太阴之筋，邪走内踝之下，结于踵，

此段经文讲，足少阴之筋起自小脚趾，与足太阴之筋相并，斜行于内踝之下，聚结在跟骨。并，相从也[1]（见《说文·并部》）。"并足太阴之筋"是讲此段足少阴相从于足太阴之筋。足部足太阴之筋位于足内侧。《灵枢·经筋》讲足太阴之筋"起于大指之端内侧，上结于内踝"。而足部此段足少阴筋起于足外侧（起于小指之下），后行于足外侧（邪走内踝之下）。所以足部足少阴之筋的循行有一个从外至内的过程，所以此段经文讲"并足太阴之筋，邪走内踝之下"。

此段足少阴筋"起于足小指"的结构是分布至足小趾的趾长屈肌腱。趾长屈肌（flexor digitorum longus）位于胫骨后面，踇长屈肌和胫骨后肌的内侧，小腿三头肌的深面，为羽状肌。起自胫骨后面中 1/3 及小腿固有筋膜深层，肌束向下移行于较长的肌腱，在胫骨下端后面与胫骨后肌腱交叉。此肌腱在胫骨后肌腱的后面，经内踝的后面，再于胫骨后肌腱与踇长屈肌腱之间穿过屈肌支持带深面单独的骨性纤维管而达到足底。在足底从踇长屈肌腱的表面与之交叉并接受起自踇长屈肌腱的副纤维束。足底方肌附着于趾长屈肌腱的腓侧缘。此肌肌腱向前分成四个腱，分别至第 2 到第 5 趾，穿过趾短屈肌腱，至于末节趾

---

[1]　许慎.说文解字［M］.北京：中华书局，1963：169.

骨的基部。^①其中分布至于小脚趾的趾长屈肌腱即足少阴之筋起于足小趾的结构。

此段足少阴筋"并足太阴之筋"中的足太阴筋即蹈展肌。蹈展肌与附着在趾长屈肌腱的腓侧缘的足底方肌皆起（止）于跟骨。所以足底方肌即是足少阴筋"并足太阴之筋"的结构。足底 方 肌（quadratus Plantae）又 称 趾 副 屈 肌（flexor digitorum accessorius），在足底中部，位于趾短屈肌腱的深面，属于斜方形的小扁肌。大部分起自跟骨底面的外侧，小部分起自内侧，肌纤维斜向前内方，止于趾长屈肌腱的外侧缘。^②

足底方肌及屈肌支持带深面单独的骨性纤维管即足少阴筋"结于踵"的结构。

与太阳之筋合，而上结于内辅之下，

"内辅"是指辅骨内侧，即腓骨内侧。这里足少阴筋"与太阳之筋合"中的足太阳之筋是指"上循跟，结于腘"一段，即是指跟腱和腓肠肌外侧部。此句足少阴筋"与太阳之筋合"是说足少阴筋亦借道跟腱，"而上结于内辅之下"是指比目鱼肌。比目鱼肌（soleus），起点位于腓骨上端、腓骨头、比目鱼肌腱弓、胫骨比目鱼肌线和胫骨体后面内侧缘中 1/3。肌束向下移行于一腱，为构成跟腱的主要部分。^③

并太阴之筋而上，循阴股，

此句中的太阴之筋当是指足太阴筋"上循阴股，结于髀"一

① 张朝佑.人体解剖学［M］.3 版.北京：人民卫生出版社，2009：271.
② 张朝佑.人体解剖学［M］.3 版.北京：人民卫生出版社，2009：273.
③ 张朝佑.人体解剖学［M］.3 版.北京：人民卫生出版社，2009：270.

段，其解剖是指为股内侧肌。此段足少阴筋的解剖实质为半膜肌。半膜肌（semimembranosus）位于大腿后内侧皮下，半腱肌的内侧为梭形肌，以较长的腱膜起自坐骨结节。肌束向下集中于一短的肌腱，经膝关节的后内侧，半腱肌的深面至小腿，其止点有三：腘斜韧带、胫骨髁下缘和腘肌筋膜；止点处有半膜肌囊，此囊常与膝关节滑膜囊交通。[①]

结于阴器，

"结于阴器"的结构为肛门外括约肌和球海绵体肌。肛门外括约肌（external anal sphincter）为不成对的环形肌，位于肛管周围，属横纹肌，个体间的形态差异较大，成人的肛门外括约肌宽2～3cm，厚0.5～1.0cm。肛门外括约肌下部肌束呈椭圆形。两侧纤维在肛门的前后方交叉，前端大部分附着在会阴中心腱，一部分止于肛门皮下，并与会阴诸肌的纤维混合；后方借肛尾韧带附着于尾骨尖及其两侧。上部肌束呈圆形，前端附着于尿生殖膈的后缘，肌上缘接肛门内括约肌，并与耻骨直肠肌相混杂。[②] 球海绵体肌（bulbospongiosus）为成对肌，由对称的左右两部包围尿道球，两侧肌借尿道球间隔相连接。此肌可分浅、中、深三层。浅层肌纤维起于尿道球中隔，肌纤维行向前外侧；中层起于会阴中心腱，肌纤维近似矢状位向前，其中一部分肌束为肛门外括约肌的直接连续；深层呈环形，环绕尿道球的后部。三层肌纤维均抵止于阴茎海绵体侧及背侧的阴茎筋膜。[③]

① 张朝佑. 人体解剖学［M］. 3版. 北京：人民卫生出版社，2009：267.
② 张朝佑. 人体解剖学［M］. 3版. 北京：人民卫生出版社，2009：610.
③ 张朝佑. 人体解剖学［M］. 3版. 北京：人民卫生出版社，2009：611.

前文足少阴筋"循阴股"部分的解剖实质为股薄肌。股薄肌起（止）于坐骨结节，并不与上述二肌直接相连。起到联系足少阴筋"循阴股"段与"结于阴器"部分的解剖结构为会阴浅横肌。会阴浅横肌（superficial transverse muscle of perineum）为成对的小肌，肌纤维多变化，常常很少，甚至有时缺如。位于皮下脂肪组织的深侧，会阴深横肌的表面。起自坐骨结节内面的前部，肌横向内侧止于会阴中心腱。其中一部分肌纤维可跨过正中心线与对侧的同名肌、肛门外括约肌及球海绵体肌相续。①

循脊内挟膂，

据前文，"膂"为椎体。此段足少阴筋的解剖实质为腰大肌。腰大肌（psoas major）在脊柱腰部两侧，呈纺锤形，上部位于腰方肌的内侧，中部居髂肌的内侧。起自第 12 胸椎体、上 4 个腰椎体和椎间盘的侧面，以及全部的腰椎横突。肌束向下逐渐集中，联合髂肌的内侧部，形成一个肌腱，穿过腹股沟韧带的肌腔隙，贴于髂耻隆起的前面及髋关节囊的前内侧面下行，止于股骨小转子。②

上至项，结于枕骨，与足太阳之筋合。

此段为半棘肌。半棘肌（semispinalis）按其止点与分布位置，分为胸半棘肌（semispinalis thoracis）、颈半棘肌（semispinalis cervicis）和头半棘肌（semispinalis capitis），腰部没有此肌。胸半棘肌肌腹细小，两端有较长的肌腱，起自第 6 ～ 10 胸椎的横突，止于第 6 颈椎至第 4 胸椎的棘突。颈半棘肌位于头半棘肌的

① 张朝佑.人体解剖学［M］.3 版.北京：人民卫生出版社，2009：611.

② 张朝佑.人体解剖学［M］.3 版.北京：人民卫生出版社，2009：263.

深侧起自上5～6胸椎的横突，至于第2～5颈椎的棘突，其中大部分肌束止于第2颈椎棘突。头半棘肌起自上6～7胸椎横突的尖端，及第4～6颈椎的关节突，有时还起自第7颈椎和第1胸椎的棘突，向上汇集，形成宽阔的肌覆，止于枕骨上、下项线间的内侧部。[①]其中，"上至项"的部分为胸半棘肌与颈半棘肌，"结于枕骨，与足太阳之筋合"的部分为颈半棘肌。

此段是由"循脊内挟膂"而"上至项"的。"循脊内挟膂"段的解剖结构为腰大肌。腰大肌的起止点位于第12胸椎体、上4个腰椎体和椎间盘的侧面，以及全部的腰椎横突。腰大肌与半棘肌的起止点并不相续，所以在腰大肌与半棘肌之间一定有一结构联系二者。忖此结构为多裂肌。多裂肌位于脊柱沟内、半棘肌的深侧，形状类似半棘肌，但较短。分布于骶骨到第二颈椎之间，在腰部和颈部比较发达，起自骶骨背面、骶髂后韧带、髂后上棘、腰椎乳突、胸椎横突和下位四个颈椎关节突，止于全部真椎（除寰椎外）的棘突，其肌纤维长短不一，浅层纤维跨越3～4个椎骨，中层纤维跨越2～3个椎骨，深层纤维连接于相邻椎骨之间。[②]

6. 足厥阴之筋

足厥阴之筋，起于大指之上，上结于内踝之前，上循胫，上结内辅之下，

---

① 张朝佑. 人体解剖学［M］. 3版. 北京：人民卫生出版社，2009：238.
② 张朝佑. 人体解剖学［M］. 3版. 北京：人民卫生出版社，2009：238.

据前文，"胫"为小腿，"内辅"指腓骨内侧。此段指足厥阴筋起自足大趾，向上在内踝前聚结，向上循行于小腿，向上聚结于腓骨内侧面下部。此段经筋循行的解剖实质为踇长伸肌。踇长伸肌（extensor hallucis longus）位于胫骨前肌和趾长伸肌之间，其上端被两肌遮盖，下端位于皮下，为半羽状肌，起于腓骨内侧面下 2/3 及邻近的骨间膜，肌束向下移行于一长腱，经过伸肌上、下支持带深面的中间管至足背内侧，止于踇趾末节趾骨基底部的背面。[①]

上循阴股，结于阴器，络诸筋。

据前文，"阴股"为大腿内侧。此段"上循阴股"的解剖实质为股薄肌。股薄肌（gracilis）位于大腿最内侧的皮下，覆盖大收肌，为带状长肌，与长收肌起点并列，借宽腱起于耻骨下支的前面（耻骨联合附近）。肌束向下移行于长腱，经股骨内上髁和膝关节后方的内侧，在缝匠肌的深面止于胫骨粗隆内侧。[②]

"结于阴器"的解剖实质为阴蒂海绵体（女）、阴茎海绵体（corpus cavernosum）（男）。阴蒂在发生学和组织结构上与男子的阴茎相当。阴蒂位于阴唇前后联合的后方，内含一对阴蒂海绵体。阴蒂海绵体分为三部分。后端名阴蒂脚，呈圆柱形，起于耻骨下支和坐骨下支的骨膜，向内上方至耻骨联合下缘附近，左右阴蒂海绵体在中线处联合成阴蒂体，其间亦有不完全的结缔组织中隔，称为海绵体中隔或梳状隔。[③] 阴茎海绵体似圆柱状，左右各一，两

---

① 张朝佑.人体解剖学［M］.3 版.北京：人民卫生出版社，2009：269.

② 张朝佑.人体解剖学［M］.3 版.北京：人民卫生出版社，2009：266.

③ 张朝佑.人体解剖学［M］.3 版.北京：人民卫生出版社，2009：573.

者对称，构成阴茎体的基础。前后两端尖锐，后端为阴茎海绵体脚，附于坐骨支和耻骨下支的边缘，被坐骨海绵体肌覆盖。两脚斜行至中线，在耻骨联合下缘附近相互结合，前下方弯曲移行于阴茎海绵体的体部，进一步向下延伸达阴茎头底部的后方。左右阴茎海绵体中央有由结缔组织构成的中隔，名阴茎中隔。[①]

7. 手太阳之筋

手太阳之筋，起于小指之上，结于腕，上循臂内廉，结于肘内锐骨之后，弹之应小指之上，

本段经文讲，手太阳之筋起于手小指之上，后结于手腕。临床上，腕以前手太阳筋发病产生的症状多集中在掌侧，以豌豆骨附近的关节紊乱为主。可知"结于腕"指的是本段经筋的解剖实质起止于豌豆骨。起止于豌豆骨，又行于掌侧，基本符合手太阳筋循行的手部肌有小指短屈肌和小指展肌。

小指短屈肌（flexor digiti minimi brevis）位于小指展肌的桡侧，与拇指短屈肌同源，起自钩骨钩和屈肌支持带，止于小指第1节指骨底的内侧。该肌有时缺如。此肌有屈小指并使小指外展的作用。小指短屈肌受尺神经（C_8、T_1）支配。[②]小指短屈肌在掌侧的起止点位于小指第1指骨底内侧，位置上不能算符合"起于小指之上"，且该肌有时缺如，故"起于小指之上，结于腕"的解剖结构不当是小指短屈肌。

---

① 张朝佑．人体解剖学［M］．3版．北京：人民卫生出版社，2009：547.
② 张朝佑．人体解剖学［M］．3版．北京：人民卫生出版社，2009：257.

小指展肌（abductor digiti minimi）位于手内侧缘的皮下，掌短肌的深面，遮盖小指对掌肌，外侧为小指短屈肌，它与拇短展肌的来源相同。起自豌豆骨和豆钩韧带，肌纤维斜向下内，止于小指第 1 节指骨底的内侧，一部分移行于小指的指背腱膜。此肌收缩时，可使小指外展（即小指远离中指），屈掌指关节，伸指关节。小指展肌受尺神经（C_8、T_1）支配。[1] 小指展肌与小指短屈肌一样，皆可起止于小指第 1 节指骨底内侧，不同的是小指展肌可移行于小指指背腱膜，且不存在缺如的情况。由此看，小指展肌当为手太阳筋由小指到腕一段循行的解剖实质。

据前文，"肘内锐骨"为肱骨内上髁。据前文，"弹之应小指之上"当是弹拨尺神经的反应。此段经文中把弹拨尺神经的反应误归为弹拨手太阳筋的反应，说明手太阳之筋在肘关节附近的循行与尺神经毗邻。还有一种可能，即尺神经行于该段经筋循行的解剖结构深面，弹拨本段经筋，可对尺神经产生压迫，从而产生"应小指上的效果"。且经文言"结于肘内锐骨之后"，说明此段经筋在肱骨内上髁的后方与局部骨面有紧密连接。起止于肱骨内上髁后方骨面，与尺神经毗邻的肌性结构为尺侧腕屈肌。结合临床摸筋经验，知手太阳筋"上循臂内廉，结于肘内锐骨之后"段的解剖实质为尺侧腕屈肌。

尺侧腕屈肌（flexor carpi ulnaris）位于前臂内侧缘皮下，指浅屈肌的内侧，为长而扁平的半羽状肌。起端有两个头：一个叫肱头，起自肱骨内上髁和前臂筋膜；另一个叫尺头，起自尺骨鹰嘴内侧缘和尺骨背侧缘上 2/3。两头之间有尺神经通过。该肌肌

① 张朝佑.人体解剖学［M］.3 版.北京：人民卫生出版社，2009：257.

腹长 18.63 厘米、宽 2.92 厘米 厚 0.74 厘米，肌纤维向下移行于短腱，附着于豌豆骨，并续于豆钩韧带（pisohamate ligament）和豆掌韧带（pisometacarpal ligament），但有时止于屈肌支持带和第 4 或 5 掌骨。在其止点处，常发现一小滑膜囊，称尺侧腕屈肌囊（bursa of flexor carpi ulnaris）。此肌为强大的屈腕肌，同时协助屈肘并使腕向尺侧屈 (或倾)。尺侧腕屈肌受尺神经 (C_7、C_8、T_1) 支配。[1]

入结于腋下；

此段当为肱三头肌长头。肱三头肌（triceps brachii）位于臂后侧皮下，有长头、外侧头和内侧头三个头。长头居中间，起自肩胛骨的盂下粗隆和肩关节囊的后壁，肌束下行，经小圆肌的前面、大圆肌的后面，然后位于外侧头内侧，并掩盖部分内侧头。外侧头起自肱骨后面上方的外侧，桡神经沟以上的区域和外侧肌间隔的上部，其上部居长头的外侧，下部遮盖内侧头的一部分。内侧头起自肱骨后面桡神经沟以下的区域及内、外侧两个肌间隔。内侧头位置最深，仅其下部在长头的内侧和外侧头的外侧，居于皮下。三个头向下于肱骨后面的下 1/2 处移行于扁腱，抵止于鹰嘴的上缘和两侧缘，内侧头深面的少量肌纤维抵止于肘关节囊。[2]

本段经筋承前段经筋而上结于腋下，故两段当具有相同的起（止）点，以满足经筋的相续性。如前所述，前段经筋的解剖实质为尺侧腕屈肌，其肱头起自肱骨内上髁和前臂筋膜；尺头起自尺骨鹰嘴内侧缘和尺骨背侧缘上 2/3。两块肌肉在尺骨鹰嘴处具

---

① 张朝佑 . 人体解剖学 ［M］. 3 版 . 北京：人民卫生出版社，2009：254.
② 张朝佑 . 人体解剖学 ［M］. 3 版 . 北京：人民卫生出版社，2009：251.

有相同的起止点。

其支者，后走腋后廉，上绕肩胛，

"其支者"实指由"入结于腋下"一段分出的分支，说明"此支"与"入结于腋下"一段在肘部有相同的起止点。"后走腋后廉"，说明此支行于腋后，不入腋下。综合以上两点我们可以确定，此支为肱三头肌外侧头。

"后走腋后廉"是讲走腋后边。构成腋后边的肌肉主要有大圆肌、小圆肌、冈下肌。

大圆肌（teres major）有时和肩胛下肌并成一块肌，位于冈下肌和小圆肌的下侧，其下缘为背阔肌上缘覆盖，整个肌呈柱形，比小圆肌强大。起自肩胛骨外侧缘下部和下角的背面及冈下筋膜。肌束向外上方集中，经过肱三头肌长头的前面移行于扁腱，于背阔肌腱的下方附着于肱骨小结节棘。[1]

小圆肌（teres minor）位于冈下肌的下方，大部分被三角肌所覆盖，为圆柱形的小肌。起自肩胛骨外侧缘的上 2/3 的背面，肌束向外移行于扁腱，抵止于肱骨大结节的下压迹和肩关节囊。[2]

冈下肌（infraspinatus）位于肩胛骨背面的冈下窝内，部分被三角肌和斜方肌覆盖，为三角形的扁肌，比冈上肌发达。起自冈下窝及冈下筋膜，肌纤维向外逐渐集中，经过关节囊的后面，止于肱骨大结节和关节囊。[3]

"上绕肩胛"者为菱形肌。菱形肌（rhomboideus）位于斜方

————————

① 张朝佑.人体解剖学［M］.3 版.北京：人民卫生出版社，2009：249.

② 张朝佑.人体解剖学［M］.3 版.北京：人民卫生出版社，2009：249.

③ 张朝佑.人体解剖学［M］.3 版.北京：人民卫生出版社，2009：249.

肌的深侧，为一对菱形扁肌，起自下 2 个颈椎及上 4 个胸椎棘突，肌纤维斜向外下方，平行经过止于肩胛骨内侧缘的下半部（肩胛冈以下）。该肌上部肌束（即起自下两位颈椎棘突的部分），又称小菱形肌；其下部肌束（即起自上四位胸椎棘突的部分）叫大菱形肌，两者之间隔以薄层结缔组织。[1]

循颈出走太阳之前，结于耳后完骨；

此句中的"太阳"指的是足太阳之筋"结于枕骨"一支，具体指的是头半棘肌。据前文，"耳后完骨"为乳突。此段经文是讲，这段手太阳之筋循行于颈部，行于头半棘肌之前，且聚结于乳突。这段手太阳筋顺承前文"上绕肩胛"段，故二者具有相同的起（止）点。故此处为头夹肌。头夹肌（splenius capitis）为夹肌上部大部分的肌束，起自项韧带的下部（约第 3 颈椎以下）以及第 7 颈椎和上 3 个或 4 个胸椎的棘突及其棘上韧带，肌纤维斜向外上方，止于上项线的外侧部，并于胸锁乳突肌深侧，部分肌束止于乳突的后缘。[2]

其支者，入耳中。直者，出耳上，下结于颌，上属目外眦。

继手太阳经筋借头夹肌"结于耳后完骨"之后，手太阳经筋之后的循行有两个分支，其一入耳中，其二出耳上。据前文，颌为下颌底，目外眦为目眶的上缘区域，按经文所述，"直者"一支当从耳上下至下颌底，再上至目眶上缘。笔者在临床上未摸到手太阳筋有与之相似的循行，在正常人体的解剖上也没有一组肌

---

① 张朝佑 . 人体解剖学［M］. 3 版 . 北京：人民卫生出版社，2009：236.

② 张朝佑 . 人体解剖学［M］. 3 版 . 北京：人民卫生出版社，2009：237.

肉、筋膜结构能满足经文里"直者"一支的循行要求。结合临床观察及经筋循行上的特点，笔者认为此句的语序存在问题。调整的语序后应当是"其支者入耳中，下结于颌。直者，出耳上，上属目外眦"。

"入耳中"是指通过是腮腺咬肌筋膜。腮腺咬肌筋膜可分为腮腺筋膜和咬肌筋膜。腮腺筋膜（parotid fascia）构成腮朋的筋膜鞘，咬肌筋膜（masseteric fascia）覆盖咬肌表面。腮腺咬肌筋膜并不十分发达，其上方固定于颧；下方在下颌角附近，移行于颈部深筋膜(固有筋膜)；前方在咬肌前缘的稍前方，与颊咽筋膜会合；后方固定于乳突及外耳道软骨。[①] 外耳道下壁直接与腮腺为邻，二者间隔以腮腺咬肌筋膜。[②] 可知，固定于乳突和外耳道的部分腮腺咬肌筋膜为本段经筋"入耳中"的解剖实质。

"下结于颌"的解剖实质是咬肌。咬肌筋膜覆盖于咬肌表面，而咬肌起止于下颌骨咬肌粗隆。咬肌（masseter）位于下颌支外侧的皮下，咀嚼时由表面可以观察到，为长方形扁肌，分深浅两部，浅部纤维借肌腱起自颧弓前 2/3，深部纤维以肌性起始于颧弓后 1/3 及其内侧面。浅部肌纤维斜向后下方，深部肌纤维垂直下降，二部会合，止于下颌支外面的咬肌粗隆。其作用为上提下颌骨，同时向前牵引下颌骨。咬肌受下颌神经的咬肌神经支配。[③]

"出耳上"的一支继"结于耳后完骨"的头夹肌之后，借枕额肌抵止于目眶上部。枕额肌（occipitofrontalis, occipitofrontal

① 张朝佑.人体解剖学［M］.3 版.北京：人民卫生出版社，2009：226.
② 张朝佑.人体解剖学［M］.3 版.北京：人民卫生出版社，2009：1099.
③ 张朝佑.人体解剖学［M］.3 版.北京：人民卫生出版社，2009：225.

muscle）肌腹分为两部，后部叫枕腹，前部叫额腹，二肌腹之间联以帽状腱膜。[1] 枕腹（occipital belly）位于两侧的下方，为一长方形的扁肌，较额腹弱小，起自上项线的外侧半和乳突部上面，肌纤维斜向上外方，移行于帽状腱膜的后缘。[2] 额腹（frontal belly）起自帽状腱膜（该膜分为两层，包绕额肌的上部），肌纤维向前下方，止于眉部皮肤并和眼轮匝肌相互交错。其深面的筋膜止于眶缘的上部，故当此部筋膜深面出现液体时，液体不能蔓延至上眼睑。该肌内侧的肌纤维下部与对侧者相互毗邻，上部稍微分开。此肌两侧共同作用时，向前牵拉帽状腱膜，使头皮向前，并使额部皮肤产生横纹(如仰视或惊讶时)，上提眉部及眼睑，使眼睁开，所以该肌是眼轮匝肌的拮抗肌。额腹受面神经颞支支配。[3] 帽状膜（galea aponeurotica）覆盖颅顶的中部，为一坚韧的纤维组织板，与颅顶部皮肤紧密结合，其两侧为耳上肌及耳前肌的起点，并有部分纤维移行于颞筋膜。[4]

8. 手少阳之筋

手少阳之筋，起于小指次指之端，结手腕中，循臂结于肘，

小指次指即为无名指。此段经文讲手少阳之筋起于无名指的指端。起（止）于无名指端的肌腱有二，分别位于掌侧和背侧。

---

① 张朝佑.人体解剖学［M］.3 版.北京：人民卫生出版社，2009：222.

② 张朝佑.人体解剖学［M］.3 版.北京：人民卫生出版社，2009：222.

③ 张朝佑.人体解剖学［M］.3 版.北京：人民卫生出版社，2009：222.

④ 张朝佑.人体解剖学［M］.3 版.北京：人民卫生出版社，2009：222.

位于背侧的是指伸肌腱，位于掌侧的是指深屈肌腱。临床上触诊手少阳经筋，此段经筋多现于无名指的背侧，故此段经筋的解剖结构当是无名指的指伸肌肌腱和与之相关的部分指伸肌肌纤维。

指伸肌（extensor digitorum）位于前臂背面皮下，其外侧是桡侧腕短伸肌，内侧是尺侧腕伸肌。起自肱骨外上髁和前臂筋膜，肌纤维向下移行于 4 个并排的长腱，与示指伸肌共同通过伸肌支持带深面的骨性纤维管至手背，分别移行于第 2～5 指的指背腱膜，腱膜的两侧部抵止于第 2～5 指末节指骨底的背面，中部抵止于第 2～5 指中节指骨底的背面，各腱于掌骨背面时在掌骨小头近侧被三束斜行纤维相连，称腱间结合（intertendinous connections）。由于手的运动灵活，人类该腱间结合已呈退化趋势。[①] 其结于腕中的结构当是伸肌支持带深面的骨性纤维管。

上绕臑外廉，

据前文，"臑"指上臂，"臑外廉"则指上臂的外侧缘。绕，缠也[②]（见《说文》）。其本义是缠绕，但这里不能解释为缠绕，而应该理解成"迂回而至"。比如我们常说的"绕远"，语境一般是从某地到某地，因种种原因，不能选择最近的线路，而是需要绕一下。这里的"绕"便是迂回而至的意思。又如，《后汉书·冯岑贾列传第七》载："彭到江州，以田戎食多，难卒拔，留冯骏守之，自引兵乘利直指垫江，攻破平曲，收其米数十万石。公孙述使其将延岑、吕鲔、王元及其弟恢悉兵拒广汉及资中，又遣将侯丹率二万余人拒黄石。彭乃多张疑兵，使护军杨翕与臧宫拒延岑

① 张朝佑. 人体解剖学［M］. 3 版. 北京：人民卫生出版社，2009：255.
② 许慎. 说文解字［M］. 北京：中华书局，1963：272 下.

等，自分兵浮江下还江州，溯都江而上，袭击侯丹，大破之。因晨夜倍道兼行二千余里，径拔武阳。使精骑驰广都，去成都数十里，势若风雨，所至皆奔散。初，述闻汉兵在平曲，故遣大兵逆之。及彭至武阳，绕出延岑军后，蜀地震骇。述大惊，以杖击地曰：'是何神也！'彭所营地名彭亡，闻而恶之，欲徙，会日暮，蜀刺客诈为亡奴降，夜刺杀彭。"①这节材料讲述了岑彭攻蜀遇刺之前的一段行军路程。他的行军路线是这样的：先到江州，再攻破平曲，然后走水路返回江州，沿江逆流而上攻打黄石，攻下黄石之后，直取武阳。彭岑到武阳后，《后汉书·冯岑贾列传第七》里是这么说的，"及彭至武阳，绕出延岑军后"。这里面的"绕"字，自然不是缠绕的意思，而是"迂回而至"的意思。"绕出延岑军后"是说彭岑迂回至延岑军的后方。《灵枢·经筋》里"上绕臑外廉"是说手少阳筋迂回到了上臂的外侧缘。此处为肱三头肌（triceps brachii）的外侧头。外侧头起自肱骨后面上方的外侧，桡神经沟以上的区域和外侧肌间隔的上部，其上部居长头的外侧，下部遮盖内侧头的一部分。外侧头与其他两头向下于肱骨后面的下 1/2 处移行于扁腱，抵止于鹰嘴的上缘和两侧缘。②

上肩走颈，合手太阳。

本段手少阳经筋是通过三角肌筋膜上肩的。三角肌筋膜（deltoid fascia）分为深浅两层，构成三角肌的筋膜鞘，浅层位于三角肌的表面，较厚，在肌束之间向深部发出小隔，并沿三角胸肌间沟与胸筋膜深层相连；深层位于三角肌和肩关节囊、冈下

① 范晔．后汉书［M］．北京：团结出版社，1996：172.
② 张朝佑．人体解剖学［M］．3 版．北京：人民卫生出版社，2009：251.

肌、小圆肌之间，沿三角肌后缘移行于肱三头肌筋膜和冈下肌筋膜。① 手少阳经筋通过肱三头肌的外侧头"上绕臑外廉"，之后通过三角肌筋膜上肩。

"走颈"指通过颈阔肌起止于三角肌筋膜的部分肌纤维。颈阔肌（platysma）下缘起自胸大肌和三角肌筋膜，肌纤维斜向上内方，越过锁骨和下颌骨至面部，前部肌纤维止于下颌骨的下颌底和口角，其最前部的肌纤维左右相互交错，后部肌纤维移行于腮腺咬肌筋膜和部分面部肌肉（指降下唇肌和笑肌）表面。②

"走颈"之后，合手太阳是在腮腺咬肌筋膜。颈阔肌后部肌纤维移行于腮腺咬肌筋膜。手太阳之筋亦是通过腮腺咬肌筋膜"入耳中"。

其支者，当曲颊入系舌本；

此句"其支者"是指从"走颈，合手太阳"一段发出的分支。《人体解剖学》中把舌外肌定义为"凡肌纤维起自舌体以外某些部位，而止于舌内者，称舌外肌"。③《灵枢·经筋》手少阳主病中有"舌卷"这一病症，导致该症状的手少阳筋循行即本支，所以"当曲颊入系舌本"所指的解剖结构一定为某舌外肌，且该肌在功能上可支持卷舌的动作。据前文，"曲颊"指下颌骨，舌本为舌下。那么是否有一舌外肌起自下颌骨，行于舌下，而止于舌呢？有的。颏舌肌起自下颌骨联合缝内面的颏棘。从解剖位置来看，颏舌肌似乎满足经文的描述。但经筋具有连续性，且此

① 张朝佑.人体解剖学［M］.3版.北京：人民卫生出版社，2009：259.
② 张朝佑.人体解剖学［M］.3版.北京：人民卫生出版社，2009：227.
③ 张朝佑.人体解剖学［M］.3版.北京：人民卫生出版社，2009：307.

段分支是从"走颈，合手太阳"一段分出，所以"当曲颊入系舌本"的解剖结构一定和"上肩走颈，合手太阳"的解剖实质在起止点上有关联。支持"上肩走颈，合手太阳"的颈阔肌肌纤维起止于三角肌筋膜和腮腺咬肌筋膜，而颏舌肌起止于颏棘，所以从这个角度看，颏舌肌并不符合要求。

临床触诊病人，此支于体表难以触得，仅在下颌骨深面隐约可及。"当曲颊"可否理解成行于下颌骨之下？人体确有一舌外肌起自乳突附近，行于下颌骨之下，止于舌。这个舌外肌是茎突舌肌。茎突舌肌（styloglossus）为起自茎突的三块肌肉中最小最短的一块。它起于茎突的前及外侧面、茎突尖和茎突下颌韧带的上端，向下前方行于舌骨舌肌上端的外侧。该肌末段的纤维走行，分纵行和斜行两部分，前者沿舌侧缘下面向前，在舌骨舌肌前方，混入下纵肌；后者与舌骨舌肌交叉，编入该肌。其可将舌牵向后上方。[1] 在病理条件下，当茎突舌肌发生拘挛时，舌受其影响，亦会被牵向后上方，出现主病记载的舌卷的症状。

茎突下颌韧带（stylomandibular ligament）为颈部深筋膜的一部分，自颞骨茎突斜向前下方，止于下颌角和下颌支的后缘。[2] 腮腺咬肌筋膜在下颌角附近移行于颈部深筋膜。即茎突舌肌通过颈部深筋膜与腮腺咬肌筋膜产生联系，共同构成"当曲颊入系舌本"一支的手少阳之筋。

其支者，上曲牙，循耳前，属目外眦，上乘颔，结于角。

颔为下颌体，曲牙即下颌角，"乘"当释为覆盖。在《灵

① 张朝佑.人体解剖学［M］.3版.北京：人民卫生出版社，2009：308.
② 张朝佑.人体解剖学［M］.3版.北京：人民卫生出版社，2009：146.

枢》中，角作为解剖部位单独使用时当指额角。如《灵枢·骨度》载："角以下至柱骨长一尺。"是说额角到锁骨的距离是一尺。

按《灵枢·经筋》的记载，本段手少阳经筋上下颌角，循行于耳前，和目眶的上缘及其上部有连属，向上覆盖于下颌体，结在头角。很明显，"属目外眦"和"上乘颔"之间在解剖位置的关系上是矛盾的，因颔在目外眦之下，且相距较远，是不能上乘的。所以本段原文的语序也是存在问题的，正常的语序应当是"其支者，上乘颔，上曲牙，循耳前，属目外眦，结于角"。

本段经筋是手少阳经筋借腮腺咬肌筋膜"合手太阳"之后发出的两个分支中的一个。另一个分支即由腮腺咬肌筋膜向下，通过颈深筋膜钩连茎突下颌韧带、茎突舌肌而"而入系舌本"的一支。本支亦是由腮腺咬肌筋膜发出，但不是向下而是向上，与颞筋膜的深层相联系。即"上乘颔，上曲牙，循耳前"的是腮腺咬肌筋膜，"循耳前"至"结于角"的过程有颞筋膜深层参与。《灵枢》对目外眦有着比较明确的定义，即目眶之上为外眦。而颞筋膜深层起止于颞下线，起止点位置不太符合目眶之上的要求，且下颞线到额角的距离也比较远，故"结于角"的手少阳筋不能止于颞下线，还需向上延伸。通观手少阳筋自"上肩走颈"到"上乘颔"的过程，筋膜结构占据了大部分，故"循耳前"到"结于角"的过程还应包含颞筋膜的中层、浅层。颞筋膜的浅层起止于颞上线。

9. 手阳明之筋

手阳明之筋，起于大指次指之端，结于腕，上循臂，上结于肘外，

大指次指即为示指。这段经文讲手阳明之筋"起于大指次指之端"，即起于示指端。起（止）于示指端的肌肉有三个，分别是指伸肌、示指伸肌和指深屈肌。经文又言"上结于肘外"，"肘外"即肘关节外侧。考指伸肌、示指伸肌和指深屈肌三块肌肉在肘部的起止点，指伸肌的起止点在最外侧，故此段经文的解剖实质为起于示指的指伸肌腱和相关指伸肌肌纤维。此段手阳明之筋起于示指的结构为起（止）于示指的指伸肌腱；"结于腕"的结构为伸肌支持带深面的骨性纤维管；"上循臂"的结构为部分指伸肌肌纤维。指伸肌（extensor digitorum）位于前臂背面皮下，其外侧是桡侧腕短伸肌，内侧是尺侧腕伸肌。起自肱骨外上髁和前臂筋膜，肌纤维向下移行于4个并排的长腱，与示指伸肌共同通过伸肌支持带深面的骨性纤维管至手背，分别移行于第2～5指的指背腱膜，腱膜的两侧部抵止于第2～5指末节指骨底的背面，中部抵止于第2～5指中节指骨底的背面。[①]

上臑结于髃；

"上臑结于髃"，其实是自肘外"上臑结于髃"。据前文，"髃"指肩端的骨性结构，"臑"为上臂。此段经筋的循行是从肘关节外侧上走上臂，聚结在肩端的骨性结构。肱二头肌长头

---

① 张朝佑．人体解剖学［M］．3版．北京：人民卫生出版社，2009：255．

符合经文描述。肱二头肌（biceps brachii）位于臂前面皮下，小部分被三角肌和胸大肌覆盖。肌腹呈棱形，有长短二头，长头肌腱起始于肩胛骨的盂上粗隆及关节盂的后缘，经肱骨结节间沟、结节间韧带的深面穿出肩关节囊。长头肌腱经过结节间沟时，周围包以结节间腱鞘（intertubercular tendinous sheath）。此鞘与肩关节囊相通，由肩关节的滑膜突出而成。此腱经常由于损伤与周围组织慢性粘连，导致上肢上举困难，后伸时疼痛，为临床上常见的一种疾病。短头与喙肱肌共同起自肩胛骨喙突尖。长短两头于肱骨中点处互相愈合，形成一纺锤形肌腹。肌腹向下移行于肌腱和肱二头肌腱膜（bicipital aponeurosis），肌腱经肘关节的前面，再经旋后肌和旋前圆肌之间向后，抵止于桡骨粗隆的后部。[①]

其支者，绕肩胛，挟脊；

此段经文之前有"上臑结于髃"，之后有"直者，从肩髃上颈"，此段经文中的"其支者"是指从肩髃分出的分支。

上文在讲手少阳之筋"上绕臑外廉"时，对"绕"字做出了解释，即"迂回而至"之意。但在这里，"绕"字不能解释作"迂回而至"。原因很简单，前文"上臑结于髃"的解剖实质为肱二头肌长头。肱二头肌长头起（止）于肩胛骨的盂上粗隆及关节盂的后缘，即肱二头肌长头已经起止于肩胛骨上。此处"绕肩胛"若解释为迂回至肩胛，显然是不符合逻辑的。我们解释此处的"绕"当用"绕"字的本义，即缠绕（见《说文》）。

前文对"挟"字做出如下解释：《经筋》篇讲某筋挟某部，

---

① 张朝佑.人体解剖学［M］.3版.北京：人民卫生出版社，2009：251.

是在表达该筋相关节段与该部位在解剖位置上毗邻，且经筋循行于相关部位的外侧；功能上经筋对相关部位的功能有帮辅作用。""脊"字前文解释作椎骨的棘突。所以"挟脊"的解剖结构当满足四个条件，即：在棘突外侧，与棘突毗邻，且辅助脊柱的功能，而且还要与"绕肩胛"的解剖结构相续［具有相同的起（止）点］。

结合临床观察，"绕肩胛"者为三角肌，"挟脊"者为斜方肌。

三角肌（deltoid）是一个底向上而尖向下的三角形肌，位于肩部皮下，肩部的膨隆外形即由此肌所形成。其前缘借三角胸肌间沟与胸大肌锁骨部相隔，后缘游离。其起点恰与斜方肌的止点相对，即锁骨外侧缘 1/3 的前缘、肩峰外侧缘、肩胛冈下唇和冈下筋膜。肌纤维向外下方逐渐集中，止于肱骨体外侧面的三角肌粗隆。[①]

"挟脊"的斜方肌顺承前面"绕肩胛"的三角肌。斜方肌（trapezius）的肌纤维自上而下，以腱膜起自上项线内 1/3 部、枕外隆凸、项韧带全长、第 7 颈椎棘突、全部胸椎棘突及其棘上韧带。上部肌纤维斜向下外放，止于锁骨外 1/3 部的后缘及其附近的骨面。中部肌纤维平向外方，止于尖峰和肩胛冈上缘的外侧部。下部肌纤维斜向上外方，止于肩胛冈下缘的内侧部。[②]

直者，从肩髃上颈；

此段为颈阔肌起自肩髃上至颈项的部分肌纤维。颈阔肌

① 张朝佑.人体解剖学［M］.3 版.北京：人民卫生出版社，2009：251.
② 张朝佑.人体解剖学［M］.3 版.北京：人民卫生出版社，2009：235.

（platysma）下缘起自胸大肌和三角肌筋膜，肌纤维斜向上内方，越过锁骨和下颌骨至面部，前部的肌纤维止于下颌骨的下颌底和口角，其最前部的肌纤维左右相互交叉，后部的肌纤维移行于腮腺咬肌筋膜和部分面部肌肉（指降下唇肌和笑肌）。①

其支者，上颊，结于頄；

此段"其支者"是就前面"直者，从肩髃上颈"而言的。即自"上臑结于髃"分出两支，一支以三角肌、斜方肌"绕肩胛，挟脊"；另一支以颈阔肌外侧部"从肩髃上颈"。"从肩髃上颈"的这一支又分出两端，一端即为此句"其支者，上颊，结于頄"；另一端即后面"直者，上出手太阳之前，上左角，络头，下右颔。"

据前文，頄为面颧；颊，面旁也②（见《说文》）；"结"字说明该解剖结构与骨性结构有紧密的连结。故本段经筋继"从肩髃上颈"之后，上面旁，抵止于面颧，结合临床摸筋的经验，此句对应的解剖结构为咬肌浅部肌纤维。

咬肌（masseter）位于下颌支外侧的皮下，咀嚼时由表面可以观察到，为长方形扁肌，分深浅两部，浅部纤维借肌腱起自颧弓前 2/3，深部纤维以肌性起始于颧弓后 1/3 及其内侧面。浅部肌纤维斜向后下方，深部肌纤维垂直下降，二部会合，止于下颌支外面的咬肌粗隆。其作用为上提下颌骨，同时向前牵引下颌骨。咬肌受下颌神经的咬肌神经支配。

需注意的是，下颌骨的咬肌粗隆并不是本段经筋上颊的位

① 张朝佑.人体解剖学［M］.3 版.北京：人民卫生出版社，2009：227.
② 许慎.说文解字［M］.北京：中华书局，1963：182.

置。原因有以下两点。一是咬肌粗隆的位置更接近曲牙，虽在曲颊上，也是当属于颊的区域，但《灵枢经》中明显有更精细的解剖位置描述（曲牙），则此用"颊"明显是有区别于曲牙的意思；二是颈阔肌后部起于三角肌筋膜的肌纤维，抵止于腮腺咬肌筋膜，并不直接与咬肌浅部相连，即在颈阔肌"从肩髃上颈"与咬肌浅部"结于顽"之间，有腮腺咬肌筋膜参与完成"上颊"的过程。

　　直者，上出手太阳之前，上左角，络头，下右颔。

　　本支继借颈阔肌起止于肩髃的肌纤维"从肩髃上颈"之后，"上出手太阳之前"，"上左角"。可知"出手太阳之前"发生在颈部及以上，在头面以下。又，颈阔肌起自胸大肌和三角肌筋膜，抵止于下颌底、口角、腮腺咬肌筋膜和部分面肌，所以"出太阳之前"所指的太阳筋不当在颈部，而当在头面。头角以下的头面部手太阳经筋循行的解剖实质涉及腮腺咬肌筋膜，枕额肌的枕腹和额腹。又因枕额肌无论枕腹还是额腹，均和颈阔肌相关肌纤维于面部的起止点相距较远，所以本段原文用位置比较的手太阳经筋不大可能是枕额肌肌腹。故此手太阳经筋是手太阳"入耳中"的一支，其解剖实质是与外耳道毗邻的腮腺咬肌筋膜和部分咬肌肌纤维（此支是借咬肌相关肌纤维结于下颌角的）。

　　结合临床摸筋的经验，"上出于手太阳之前"的手阳明筋的解剖实质当是咬肌的深部。而从肩髃上颈的手阳明经抵止于腮腺咬肌筋膜，并不直接抵止于咬肌，所以手阳明筋的"上出于手太阳之前"包含了腮腺咬肌筋膜沟通颈阔肌相关肌纤维和咬肌的作用。

"上左角"讲的是此支手阳明筋上抵达额角。结合临床摸筋的经验，此段手阳明筋循行与颞肌所在位置吻合。然颞肌起自颞下线，与额角有一定的距离，则此支手阳明筋"上左角"或是借助了颞筋膜。

《六书故·人事三》载："头，首自发以上为头。"可知头指发际线以上被头发覆盖的区域。"上左角，络头，下右额"，字面意思讲的是手阳明经筋从左侧上左侧的额角，在发际线以上的区域和头产生联络，然后下至右侧下颔体。须知，此"上左角""下右额"意在表明经筋循行的对称性和左右的手阳明经筋具有的钩连性。从身体右侧看，则为上右角络头下左额，左右两支通过络头的手阳明经筋相钩连。结合摸筋经验，左右络头的手阳明筋的解剖实质为颞顶肌。颞顶肌起自颞部皮肤、颞肌筋膜，止于帽状腱膜。

10. 手太阴之筋

手太阴之筋，起于大指之上，循指上行，结于鱼后，行寸口外侧，上循臂，结肘中，

"起于大指之上，循指上行"说明语境中的手指是向下的，手指向下才能循指上行。据前文，"结"字除表示与骨性结构存在紧密连接，还表示肌肉在某解剖部位形态上丰隆。而掌侧鱼际处肌肉的丰隆处正是在鱼际上，而不是在鱼际后，所以"结于鱼后"说明该解剖结构在鱼际后与骨性结构有紧密连接。经文用"鱼后"，而未用深浅、左右来描述和鱼际的关系，说明经文语境下，手臂是自然下垂状态，五指指地，大指在前，小指在

后，"鱼后"为鱼际近于掌心处。寸口指的是寸口脉，其解剖实质是桡动脉。该从语境下手臂的体位上看，"寸口外侧"当指桡动脉的深面。所以本段经筋的循行是，起自手大拇指，在鱼际近掌心处存在和骨性结构的紧密连接，后行于桡动脉的深面，结于肘中。结合临床摸筋的经验，知此段经筋循行的解剖实质为拇长屈肌。

拇长屈肌（flexor pollicis longus）为半羽状肌，位于前臂外侧，肱桡肌和指浅屈肌的深面，紧贴桡骨的前面，其内侧为指深屈肌。起自桡骨前面中部（指浅屈肌起点和旋前方肌止点之间的区域）和邻近的骨间膜，有时有一小肌束起自肱骨内上髁和尺骨。肌纤维向远侧移行于长腱，通过腕管至手掌，在外侧的拇短屈肌浅头与内侧的拇短屈肌深头和拇收肌之间，进入拇指的骨性纤维管（或鞘）而止于拇指末节指骨基底部的掌侧。在通过腕管内时包以拇长屈肌腱鞘（tendinous sheath of flexor pollicis longus），在拇指骨性纤维管内时，包以拇指腱滑膜鞘。这两个滑膜鞘一般情况下彼此相通。拇长屈肌可视为指深屈肌的一部分，在人体有时可发现该肌的某些肌纤维与指深屈肌相愈着。此肌收缩时，主要作用是屈拇指各关节和协助屈腕。拇长屈肌受正中神经的分支——骨间前神经（anterior interosseus nerve）（C_7、C_8）支配。[1] 可知拇指骨性纤维鞘为本段经筋"结于鱼后"的解剖学基础。

上臑内廉，入腋下，出缺盆，结肩前髃，

据前文，臑为大臂，臑内廉为大臂的内边。"缺盆"指锁骨

---

① 张朝佑.人体解剖学［M］.3版.北京：人民卫生出版社，2009：254.

以上至斜方肌上缘的菱形区域，"肩前髃"为肩前、肩端的骨性结构。

"出缺盆"在《灵枢·经筋》篇中出现了三次，另外两次出现在足太阳之筋的循行中。《灵枢·经筋》篇载足太阳之筋"其支者，入腋下，上出缺盆"，又载"其支者，出缺盆，邪上出于頄"。两段"出缺盆"的解剖结构分别为胸大肌和颈阔肌，二者皆附着于锁骨的外侧，未穿过缺盆。所以此处"出缺盆"的结构也应是在缺盆外，且聚结于肩前、肩端的骨性结构。

可知本段经筋行于大臂内侧，后入腋下，在缺盆外，与肩前、肩端的骨性结构紧密连接。结合临床摸筋的经验，本段经筋循行的解剖实质为肱二头肌的短头。肱二头肌（biceps brachii）位于臂前面皮下，小部分被三角肌和胸大肌覆盖。肌腹呈梭形，有长短两个头。[1] 长头为手阳明筋循行所过。短头与喙肱肌共同起自肩胛骨喙突尖。[2] 长短两头于肱骨中点处互相愈合，形成一纺锤状的肌腹。[3] 肌腹向下移行于肌腱和肱二头肌腱膜（bicipital aponeurosis），肌腱经肘关节的前面，再经旋后肌和旋前圆肌之间向后，抵止于桡骨粗隆的后部。肌腱与桡骨粗隆前面之间，有一恒定的黏液囊即肱二头肌桡骨囊 bicipitoradial bursa。腱膜离开肌腱斜向内下方，横架于肘窝上，移行于前臂深筋膜。[4] 肩胛骨喙突尖即为本段手太阴之筋在缺盆外结于肩前

① 张朝佑.人体解剖学［M］.3版.北京：人民卫生出版社，2009：251.
② 张朝佑.人体解剖学［M］.3版.北京：人民卫生出版社，2009：251.
③ 张朝佑.人体解剖学［M］.3版.北京：人民卫生出版社，2009：251.
④ 张朝佑.人体解剖学［M］.3版.北京：人民卫生出版社，2009：251.

髃的解剖结构。

上结缺盆，下结胸里，散贯贲，合贲下，抵季胁。

"贲"指的是膈肌。季胁指最末一对肋骨。这段经文讲此段经筋在上聚结于缺盆，在下聚结于胸里。经文又讲"散贯贲，合贲下，抵季胁"，是说此段手太阴经筋穿过膈肌，随膈肌一起而下，抵于季胁。那么有没有一个肌性结构能满足经文的记述呢？答案是没有，所以此段经文的解剖实质由多结构构成。

经文言"合贲下"，说明此段经筋与膈肌相合。"抵季胁"说明此段经筋可抵至最末一对肋骨。膈肌（diaphragm）的起点分为三部，即腰部、肋部和胸骨部。腰部以左脚和右脚起自上 3 ～ 4 个腰椎体及最下一对肋骨，另外还起自内侧弓状韧带和外侧弓状韧带。肋部为膈之最广大的起点，以多数肌齿起自下 6 个肋软骨的内面（最下部数个肌齿起于肋骨），其肌齿与腹横肌的肌齿相互交错，肌纤维自各个侧面达中心腱的侧缘及前缘。胸骨部由两个小束构成，起自剑突后面，两束之间于正中腱上有一不明显的裂隙。[①] 可知，"抵季胁"有可能是通过膈肌的腰部在最下一对肋骨的起点完成。

又因膈肌表面有胸内筋膜和腹内筋膜覆盖，所以原文"散贯贲，合贲下"的结构（有可能是多解剖结构组成的结构链）一定是在胸内筋膜和腹内筋膜之外，且与膈肌具有相同起止点，能够满足经筋的相续性。基于此看法，"散贯贲，合贲下，抵季胁"有两种方式：第一种方式是本段经筋在竖直方向上越过膈肌，并与膈肌相合，在膈肌下通过腹内筋膜外的某解剖结构抵止于季

---

① 张朝佑.人体解剖学［M］.3 版.北京：人民卫生出版社，2009：246.

胁；第二种方式是本段经筋在胸内筋膜外，由缺盆下至膈肌，与膈肌相合，沿着膈肌中心腱腱纤维方向散贯贲，通过膈肌起点的腰部抵止于季胁。

胸横肌（transversus thoracis）位于第 3～6 肋软骨的后面，是腹横肌的延续，起自剑突及胸骨体下部的内面。肌束斜向外上方，以 4 个肌齿分别止于 3～6 肋骨与肋软骨结合处的后面。[①]

考胸横肌向下续于腹横肌，腹横肌肌齿与膈肌肋部肌齿相交错，腹横肌可抵止于最末一对肋骨的内面，可知胸横肌、腹横肌为第一种方式"散贯贲，合贲下"的基础。

通过胸横肌向下接续腹横肌，通过腹横肌与膈肌肋部肌齿的交错连接膈肌，并通过膈肌"散贯贲"，再通过膈肌腰部的起止点"抵季胁"，则是方式二的路径。无论哪种路径，均需胸横肌、腹横肌相续，以参与"散贯贲"的过程。由此则易知，胸横肌及部分与膈肌肌齿相交错的腹横肌肌纤维为手太阴之筋"散贯贲"的结构。

"合贲下，抵季胁"可通过膈肌，亦可通过腹横肌完成，亦可通过二者共同完成。

问题来了，与胸横肌相连的"上结缺盆，下结胸里"的结构是什么呢？前文把该结构的范围限定在肋间外肌、肋间内肌和肋间最内肌之间。其中肋间外肌位于最外侧，与胸横肌之间有肋间内肌相隔，故"上结缺盆，下结胸里"的结构不为肋间外肌。"肋间最内肌"位于肋骨的中 1/3，且与胸横肌均位于肋间内肌深面，但其与胸横肌起止点间的关系不确定。肋间内肌（internal intercostal）位于肋间外肌深面，肌纤维从胸骨外侧缘开始，起

---

① 张朝佑 . 人体解剖学［M］. 3 版 . 北京：人民卫生出版社，2009：234.

自下位肋骨的上缘，从后下方斜向前上方，止于上位肋骨的下缘，自肋角向后移行为腱膜，称肋间内膜（internal intercostal membrane），并与脊柱相连。[①]肋间内肌与胸横肌具有相同的起（止）点，可以满足经筋的连续性，故"上结缺盆，下结胸里"的结构为肋间内肌。

　　另一个需要解释的问题是，手太阴经筋是如何从肩前髃上结缺盆的。这个过程是通过锁骨下肌、锁胸筋膜完成的。锁骨下肌（subclavius）位于锁骨下面，在人体为一退化的小肌肉，起自第一肋软骨及肋骨，肌纤维斜向外上方，止于锁骨近肩峰端的下面，介于喙锁韧带及肋锁韧带止点处之间。[②]锁胸筋膜为胸肌筋膜深层的一部分。胸肌筋膜深层贴于胸大肌深面，在锁骨下方分两层包绕锁骨下肌，于锁骨下肌下缘合为一层继续向下，于胸小肌上缘又分为两层包绕胸小肌，在其下缘处与浅层融合成一层向下至腋腔底，续于腋筋膜，悬挂腋筋膜向上，因而使腋窝底部呈陷窝形状。位于喙突、锁骨下肌与胸小肌上缘之间的筋膜又称锁胸筋膜（clavipectoral fascia）。[③]锁胸筋膜钩连起锁骨下肌与喙突，并以此为基础和肱二头肌的短头相续。第一肋软骨及肋骨骨膜或为联系肋间内肌和锁骨下肌的结构。

11. 手心主之筋

　　手心主之筋，起于中指，与太阴之筋并行，结于肘内廉，

① 张朝佑.人体解剖学［M］.3版.北京：人民卫生出版社，2009：234
② 张朝佑.人体解剖学［M］.3版.北京：人民卫生出版社，2009：233
③ 张朝佑.人体解剖学［M］.3版.北京：人民卫生出版社，2009：234.

经文中的"太阴之筋"指的是手太阴之筋。并，相从也[①]（见《说文》）。此段手心主之筋与太阴之筋并行，是说手心主之筋与手太阴之筋相从而行。二者的相从而行一定不在手指。因在手指，手太阴之筋的解剖实质是起于大指的拇长屈肌，而手心主之筋起于中指，二者无并行的基础。而且还有一个细节需注意，《灵枢·经筋》记载的肘之前的手太阴筋的循行是"手太阴之筋，起于大指之上，循指上行，结于鱼后，行寸口外侧，上循臂，结肘中"。此句包含了正常描述上肢前臂经筋循行的诸多必要的要素，比如经筋起于哪儿，在手指如何循行，在手掌如何循行，在腕关节有无与骨性结构的紧密连接，在小臂如何循行，在肘的结点如何。用这些要素去考量手心主之筋记载的方式，很明显手心主之筋从"起于中指"到"结于肘内廉"之间的过程是很简略的，只有"与太阴之筋并行"这一个有效的信息。那么与手太阴并行发生在哪儿？按此段经文的描述推测，手心主之筋与太阴筋的并行关系当从手掌开始，至腕、至于前臂均是在并行的状态中。以此为线索，结合临床摸筋的经验，知此段手心主之筋循行的解剖实质为分布至中指的指深屈肌腱和相关指深屈肌肌纤维。

指深屈肌（flexor digitorum profundus）位于前臂内侧，指浅屈肌的深面和尺侧腕屈肌的外侧，肌腹较大，呈梭形。起自旋前方肌起点和肱肌止点之间的尺骨体上 2/3 的前面、前缘、内侧面和邻近的骨间膜，肌纤维向远侧移行于肌腱。此肌肌腱位于指浅屈肌腱的深面，经过腕管时与指浅屈肌腱包于同一个屈肌总腱鞘内。经过手掌后分别进入指腱滑膜鞘，穿过指浅屈肌腱的二脚之

---

① 许慎.说文解字［M］.北京：中华书局，1963：169.

间，止于第 2～5 指的末节指骨底的掌侧面。①

上臂阴，结腋下，

《素问·金匮真言论》载："夫言人之阴阳，则外为阳，内为阴。"所以臂阴指的是臂内。"结腋下"说明在腋下本段经筋的解剖实质与骨性结构有紧密连接。结合临床摸筋的经验，知此段手心主之经的解剖实质为肱肌。

肱肌（brachialis）位于臂前面的下半部，肱二头肌的深面，为一梭形扁平肌，以肌质起自肱骨下 1/2 的前面以及内外侧肌间隔。肌纤维向下移行于短腱，经肘关节的前面，穿旋后肌和旋前圆肌之间，附着于尺骨粗隆和肘关节囊。②

下散前后挟胁；

关于"挟"，前文讲："《经筋》篇讲某筋挟某部，是在表达该筋相关节段与该部位在解剖位置上毗邻，且经筋循行于相关部位的外侧；功能上，经筋对相关部位的功能有帮辅作用。"此段经文讲"挟胁"，说明此段手心主之筋行于胁肋外侧。前文"上臂阴，结腋下"的解剖结构为肱肌。肱肌近腋处的起止点在肱骨上（肱骨下 1/2 的前面及内外侧肌间隔）。从肱骨到"下散前后挟胁"，很明显必须经过腋。而腋下体侧并无肌肉能从腋下向前、向后"挟胁"，所以这个结构当为筋膜。

胸肌筋膜分深、浅两层，它们在胸小肌下缘处融合为一层，向后跨过腋窝底部而构成腋筋膜。腋筋膜内侧与前锯肌筋膜相连，外侧与臂筋膜相延续，腋筋膜中央部分较薄，周缘部分与腋

---

① 张朝佑. 人体解剖学［M］. 3 版. 北京：人民卫生出版社，2009：254.
② 张朝佑. 人体解剖学［M］. 3 版. 北京：人民卫生出版社，2009：251.

腔各壁的筋膜相延续较厚，中央部分被许多血管、神经及淋巴管贯穿，因此腋筋膜常常称为筛状腋筋膜。[①] 胸肌筋膜的深层向后、向上与腋筋膜相续。腋筋膜向后与前锯肌筋膜相接，故腋筋膜为手心主之筋从臂阴到"挟胁"的中间结构。又，胸肌筋膜的浅层为足少阳筋循行所过，可知，手心主之筋通过腋筋膜向前"挟胁"的结构是胸肌筋膜的深层，向后"挟胁"的结构是前锯肌筋膜。

腋筋膜与肱肌的联系是臂筋膜及臂内侧肌间隔。

臂筋膜（brachial fascia）是臂部深筋膜，上方移行于三角肌筋膜与腋筋膜，下方与前臂筋膜相连，在臂远侧半的内外两侧，自臂筋膜的深侧发出纵行的肌间隔，深入臂的屈肌与伸肌之间，附着于肱骨内外侧缘和肱骨内外上髁，构成臂内侧肌间隔（medial brachial intermuscular septum）与臂外侧肌间隔（lateral brachial intermuscular septum），借此二肌间隔将臂筋膜分为两个筋膜鞘。前鞘内包绕肱二头肌、喙肱肌及肱肌。在肱二头肌与肱肌之间，又以臂筋膜的深层分隔，因此臂筋膜在屈肌侧分为两层，但深层很薄，界于肱二头肌与肱肌之间。内侧肌间隔很发达，位于臂的全长，介于肱二头肌与肱三头肌内侧头之间，其前面有肱肌起始，后面有肱三头肌内侧头起始，其中点处有尺神经和血管穿过。臂外侧肌间隔位于臂外侧的远侧，其中部位于肱肌和肱三头肌之间，而在臂的远侧 1/3 处位于肱桡肌和肱三头肌之间，后面有肱三头肌外侧头起始，前面有肱肌和肱桡肌起始，于

---

① 张朝佑. 人体解剖学 ［M］. 3 版. 北京：人民卫生出版社，2009：234.

其中部有桡神经穿过。①

　　其支者，入腋，散胸中，结于贲。

　　我们先来讨论"散胸中，结于贲"一句。"结于贲"说的是此段经筋循行聚结于膈肌，也说明"散胸中，结于贲"一段的解剖实质位于胸廓内。"散胸中"是讲这段经筋循行布散于胸中。那么，什么是胸中？《灵枢经》中多次出现胸中，现摘录三处，以对胸中做出分析。《灵枢·营气》讲营气循行时说"从肾注心，外散于胸中"②，说明胸中在心之外。《灵枢·经脉》载心主手厥阴心包络之脉"起于胸中，出属心包络，下膈，历络三焦"③，说明胸中也在心包络之外。《灵枢·经脉》载肾足少阴之脉"其支者，从肺出络心，注胸中"④，说明胸中当不包含心肺。所以，我们用排除法，易知此处"胸中"包含的结构当指胸廓内去除心、肺、心包的解剖结构。胸廓内的结构去除心、肺、心包还剩什么呢？还剩血管、气管、食管、神经、淋巴和膜结构。而能从腋散胸中，再聚结于膈肌的结构只有膜结构。

　　膈肌表面有膈筋膜覆盖。膈筋膜则当为"结于贲"的解剖结构。膈筋膜其实是胸内筋膜衬于胸壁内面的部分。所以"散胸中"指的是胸内筋膜。

　　我们回到经文上来。经文讲此段分支的循行为由腋行至于胸中，聚结于膈肌。很明显，腋在肩端，在胸廓外，而胸内筋膜

————————

①　张朝佑.人体解剖学［M］.3 版.北京：人民卫生出版社，2009：259.

②　田代华，刘更生.灵枢经［M］.北京：人民卫生出版社，2005：51.

③　田代华，刘更生.灵枢经［M］.北京：人民卫生出版社，2005：35.

④　田代华，刘更生.灵枢经［M］.北京：人民卫生出版社，2005：35.

在胸廓内。那么，这个手心主之筋的分支是如何从腋进到胸廓内的呢？胸廓是一个近似椎体的结构，底部有膈肌覆盖，周围有胸骨、椎体、肋骨及胸固有肌围成。所以手心主之筋的分支想由胸廓外进到胸廓内，入口只有一个，即胸廓上口。从肩端至胸廓上口的肌性组织只有一个，即锁骨下肌。锁骨下肌（subclavius）位于锁骨下面，在人体为一退化的小肌肉，起自第1肋软骨及肋骨，肌纤维斜向外上方，止于锁骨近肩峰端的下面，介于喙锁韧带及肋锁韧带止点处之间。[①]

12. 手少阴之筋

手少阴之筋，起于小指之内侧，结于锐骨，上结肘内廉，

这段经文讲，手少阴之筋起自小指的内侧，在锐骨聚结。我们要注意，随手的位置的不同，小指内侧所指的位置是不同的。如宋代《铜人腧穴针灸图经》中的体位，小指内侧指的是小指尺侧的赤白肉际。又如明嘉靖铜人，手掌相对，贴于身体两侧，则这时小指内侧指的是小指的掌侧。从前文对手太阴筋的循行分析可知，在《灵枢·经筋》对手太阴筋循行记述语境下，手臂是自然下垂状态，五指指地，大指在前，小指在后，恰如明嘉靖铜人手臂的体位，则可知此处手少阴筋"小指之内侧"指的是小指的掌侧。肘内廉为肘关节的内侧边。结合临床经验可知，此段手少阴之筋的解剖实质为分布至小指的指深屈肌腱和与之相关的指深屈肌肌纤维。

---

① 张朝佑.人体解剖学［M］.3版.北京：人民卫生出版社，2009：233.

指深屈肌（flexor digitorum profundus）位于前臂内侧，指浅屈肌的深面和尺侧腕屈肌的外侧，肌腹较大，呈梭形，起自旋前方肌起点和肱肌止点之间的尺骨体上 2/3 的前面、前缘、内侧面和邻近的骨间膜，肌纤维向远侧移行于肌腱。此肌肌腱位于指浅屈肌腱的深面，经过腕管时与指浅屈肌腱包于同一个屈肌总腱鞘内。经过手掌后分别进入指腱滑膜鞘，穿过指浅屈肌腱的二脚之间，止于第 2 ～ 5 指的末节指骨底的掌侧面。此肌收缩时，屈第 2 ～ 5 指的末节指骨、手节和腕关节。指深屈肌与指浅屈肌均是由于手指的精细动作而逐渐分化而来的，低等猿类的这两块肌远远不如人类发达。指深屈肌的桡侧半，由正中神经支配（C_8、T_1）；其尺侧半由尺神经支配。至于各经所支配的肌纤维多寡，各占多少比例，因人而异，一般情况是各占 1/2，即正中神经支配止于第 2 ～ 3 指的肌纤维，尺神经支配止于第 4 ～ 5 指的肌纤维。[①]

不难发现，指深屈肌满足此段手少阴之筋循行"起于小指之内侧""上结肘内廉"的特征，但于"结于锐骨"这个循行特点上表现得不明显。"结于锐骨"之前是"起于小指"，之后是"上结肘内廉"，很明显锐骨在肘关节之下。又据前文，此处锐骨当为豌豆骨。指深屈肌显然与豌豆骨没有紧密的连接，而经文却说手少阴之筋是"结于锐骨"。很显然其间当有其他的结构亦属少阴筋，能起到"结于锐骨"的作用。

屈肌支持带与腕骨沟共同构成一个骨性纤维管，即腕管（carpal canal），管内通过指浅屈肌腱、指深屈肌腱、拇长屈肌腱

---

① 张朝佑. 人体解剖学［M］. 3 版. 北京：人民卫生出版社，2009：254.

和正中神经。指浅屈肌腱和指深屈肌腱周围包以屈肌总腱鞘。[①]
屈肌支持带为坚韧的横行纤维，内侧端附着于豌豆骨和钩骨沟。[②]
可知屈肌总腱鞘、屈肌支持带即为手少阴筋"结于锐骨"的解剖
学基础。

上入腋，交太阴，

本段经筋从"肘内廉"入腋，后交太阴。其所交之太阴一段
为手太阴筋"上臑内廉，入腋下，出缺盆，结肩前髃"一段，其
解剖实质为喙肱肌。结合临床实践，在喙肱肌之前，"肘内廉"
之后，本段经筋循行的解剖实质为肱三头肌内侧头。内侧头起自
肱骨后面桡神经沟以下的区域及内、外侧两个肌间隔。[③]内侧头
向下与其他两个头移行于扁腱，抵止于鹰嘴的上缘和两侧缘。内
侧头的深面有少量肌纤维止于肘关节囊。

肱三头肌内侧头只行于桡神经沟以下的区域，未入腋。如果
想入腋，就需要"交太阴"，即与手太阴之筋并行于喙肱肌入腋。
需注意，喙肱肌位于臂筋膜位于臂筋膜的前鞘内，由肱三头肌内
侧头钩连喙肱肌需经过臂内侧肌间隔，故本段手少阴筋"上入
腋，交太阴"的过程有手心主之筋参与。

手太阴之筋与手少阴之筋皆通过喙肱肌入腋。喙肱肌起止于
肩胛骨喙突尖。与喙肱肌同起止于喙突尖的肌肉是肱二头肌内侧
头，为手阳明之筋"上臑结于髃"一支循行的解剖实质。从手太
阴筋与手阳明筋有关喙肱肌的循行的描述（手太阴"结肩前髃"，

————————

① 张朝佑.人体解剖学［M］.3 版.北京：人民卫生出版社，2009：260.
② 张朝佑.人体解剖学［M］.3 版.北京：人民卫生出版社，2009：260.
③ 张朝佑.人体解剖学［M］.3 版.北京：人民卫生出版社，2009：251.

手阳明"结于髃"），我们不难发现，"结于髃"是对喙肱肌描述的标配，则知手心主之筋"上臂阴，结腋下"者大概率不是通过喙肱肌在肩胛骨喙突尖联系的胸肌筋膜的深层。

挟乳里，

据前文，"乳"指的是乳房。里，居也①（见《说文解字》）。"乳里"即乳之居也。"挟乳里"即从喙突尖挟乳所在的位置。故"挟乳里"的解剖结构为胸小肌。胸小肌（pectoralis minor）位于胸廓上部的前外侧，胸大肌的深面，完全被胸大肌所覆盖，为三角形扁肌，以分散的肌齿起自第3、4、5肋骨的前面（靠近肋软骨与肋骨结合处），肌纤维斜向外上方，在喙肱肌的内侧，以短腱止于肩胛骨喙突。②

结于胸中，循贲，下系于脐。

前文讲手心主之筋时，讲到过"胸中"。手心主之筋"其支者，入腋，散胸中，结于贲"。当时我们讲"胸中"用的是排除法。因为手心主之筋"结于贲"，所以可以知道"散胸中"一段行于胸廓内。根据《灵枢经》中"胸中"一词出现的语境，而排除了心、肺、心包。又因此段手心主之筋的分支从腋发出，后进入胸廓，我们把这段经筋循行的解剖实质定为膜性结构。又因这段经筋"结于贲"，而膈肌表面有膈筋膜（胸内筋膜的延伸）覆盖，所以我们把这段手心主之筋"散胸中"的结构定为胸内筋膜。

这段足少阴之筋的循行也有"胸中"，这个"胸中"是否还

① 许慎.说文解字［M］.北京：中华书局，1963：290.
② 张朝佑.人体解剖学［M］.3 版.北京：人民卫生出版社，2009：233.

是指胸内筋膜呢？答案是否定的。原因就在于"循贲"二字。手心主之筋讲的是"结于贲"，说明手心主之筋与膈肌相连。而在这里讲的是"循贲"。循，行顺也①（见《说文·彳部》）。"循贲，下系于脐"是说这段足少阴筋的循行是顺膈肌而下，向下连于肚脐。"循贲"表明手少阴之筋过膈肌，但不代表其与膈肌相连。换言之，"结于胸中"的一段未必行于胸廓内。

那么"结于胸中"是什么意思呢？原文"结于胸中"前有"挟乳里"三字，就是说，手少阴之筋"挟乳里"之后"结于胸中"。前文讲，"挟乳里"的解剖实质为胸小肌。胸小肌表面有胸肌筋膜的深层包绕，所以"结于胸中"指的是胸肌筋膜在胸骨柄表面的结合部。在病理条件下，可以在胸骨柄正中摸到纵行条索，厚度不是很厚，细的时候如圆珠笔芯，粗的时候可为1.5厘米左右。

"下系于脐"，从解剖位置来看，为白线。

---

① 许慎.说文解字［M］.北京：中华书局，1963：43.

三、经筋主病通释

1. 足太阳之筋主病

其病小指支跟肿痛，腘挛，脊反折，项筋急，肩不举，腋支缺盆中纽痛，不可左右摇。治在燔针劫刺，以知为度，以痛为枢，名曰仲春痹也。

支，支络也。小指，据前文为足小趾。"小指支跟肿痛"是指小脚趾牵扯跟腱肿痛。挛为拘挛。腘挛即为腘窝区拘挛。脊反折是指脊柱的生理曲度消失，变为脊柱向前弓起。"项"指的是颈部后面。项筋急就是颈部后面的肌肉拘急。肩不举即为肩不能抬。"腋支缺盆中纽痛"讲的是腋窝连及缺盆纽痛。"不可以左右摇"是指脖子不可以左右摇动。

主病的成因，主要是经筋（肌肉、腱膜等）不柔和。如"腘挛"可能是因为跖肌、腓肠肌的痉挛。"脊反折"可由头、颈、胸最长肌的挛急导致。"项筋急"多因头夹肌、头半棘肌不柔和。"腋窝连及缺盆纽痛"可伴随胸大肌的锁骨部的筋肉拘急而出现。"颈部不能左右摇"可见于胸锁乳突肌的僵硬等。

"燔针"即为火针。"劫刺"为快刺。"燔针劫刺"指用火针快刺快出的刺法。知，觉也 [1]（《玉篇·失部》)。"以知为度"是说以有感觉（得气）为针刺的法度。"枢"当为腧，即为俞穴之意。"以痛为枢"说的是以痛点作为针刺的俞穴，和大部分阿是穴的取穴、针刺方法一致。换言之，很多时候我们针刺阿是穴其实是在经筋的层面进行治疗。

　　"名曰仲春痹也"讲的是足太阳经筋的上述病症被称为仲春痹。

2. 足少阳之筋主病

　　其病小指次指支转筋，引膝外转筋，膝不可屈伸，腘筋急，前引髀，后引尻，即上乘眇季胁痛，上引缺盆膺乳，颈维筋急。从左支右，右目不开，上过右角，并跷脉而行，左络于右，故伤左角，右足不用，命曰维筋相交。治在燔针劫刺，以知为数，以痛为腧，名曰孟春痹也。

　　"小指次指"当是足第四趾。"膝外"即为膝关节外侧部。"小指次指支转筋，引膝外转筋"讲的是足第四指牵连膝关节外侧部转筋。"腘筋"指腘窝区的筋肉。根据足少阳之筋的循行，当为腘窝区外侧部的筋肉。"前引髀，后引尻，即上乘眇季胁痛，上引缺盆膺乳"是指腘窝区筋肉的拘急向前牵扯大腿，向后牵引臀部，向上牵引眇季胁痛，再向上牵引缺盆、胸乳。

---

① 顾野王.大广益会玉篇［M］.北京：中华书局，1987：80.

维筋，有注家释为"阳维之筋"[1]。查《素问》《灵枢》均未见"阳维之筋"，则前人注不足为信。就足少阳之筋于颈部的分布而言，此段为胸锁乳突肌或头半棘肌。又，头半棘肌于前文已属太阳（事实上头半棘肌可见多见于足太阳、足少阳合病的情况，则头半棘肌当属足太阳与足少阳的沟通支），则此处维筋当指胸锁乳突肌。后文又言"维筋相交"，则"维筋"可相交可知。两侧胸锁乳突肌的胸骨头均起自胸骨柄的前面，这为"维筋相交"提供了解剖学的支持。

"从左支右，右目不开"何意？足少阳经筋"系于膺乳，结于缺盆"之后，便"上出腋，贯缺盆，行太阳之前"。维筋（胸锁乳突肌）便是"贯缺盆，行太阳之前"一段。从"左支右"什么意思呢？即从左侧膺乳结到缺盆之后，走对侧的维筋（胸锁乳突肌），行于对侧的（颈后）太阳之前。之后足少阳经筋的循行分为两支，一支"循耳后，上额角，交巅上，下走颔，上结于颃"；另一支即"结于目外眦为外维"。"右目不开"便是因足少阳经筋有分支到目外眦（支者，结于目外眦为外维）导致的。主病部分后又言"上过右角"，此即经筋"循耳后，上额角，交巅上，下走颔，上结于颃"的一支。

其后又言"并跷脉而行"。跷脉有阴跷脉和阳跷脉之分，二者在头面部的循行如下。《奇经八脉考》载阴跷脉"出人迎之前，至咽喉，交贯冲脉，入顺内廉，上行属目内眦，与手足太

---

① 《钦定古今图书集成·博物汇编·艺术典·第二百九卷·医部汇考一百八十九·四肢门》下《经筋篇》"足少阳之筋病"后注。

阳、手足阳明、阳跷五脉会于睛明而上行。凡八穴。"[①] 载阳跷脉 "上人迎夹口吻，会于手足阳明、任脉于地仓（夹口吻旁四分外，如近下有微动脉处)，同足阳明上而行巨髎(夹鼻孔旁八分，直瞳子，平水沟)，复会任脉于承泣(在目下七分，直瞳子，陷中)，至目内眦，与手足太阳、足阳明、阳跷五脉会于睛明穴。从睛明上行入发际，下耳后，入风池而终。凡二十三穴。"[②] 我们要注意，无论阳跷脉还是阴跷脉，二者皆起自于目内眦。而足少阳之筋是结于目内眦的。所以，"并跷脉而行"的起点不在目内眦。那么，"并跷脉而行"的起点在哪里呢？其起点当是在风池。此句意在讲筋肉的拘急感自腘、髀、尻、䏚季胁、缺盆、膺乳，传至至维筋（胸锁乳突肌）后的传递路径。其中在讲到维筋时，插入了筋肉拘挛迁延至胸锁乳突肌之后，"支者，结于目外眦为外维"一小段经筋出现问题导致的"目不开"的情况。

后面"左络于右，故伤左角，右足不用"讲的还是胸锁乳突肌联系左右的问题。所以"维筋相交"其实讲了两件事情：一是颈部以下足少阳经筋出现问题，会导致对侧眼睛不能睁开和颈部以上的经筋感觉、功能异常；二是头部的经筋出现问题，会导致足部失用。上述的现象被称为维筋相交。

---

① 李时珍. 濒湖脉学·奇经八脉考［M］. 北京：中国中医药出版社，2007：65.

② 李时珍. 濒湖脉学·奇经八脉考［M］. 北京：中国中医药出版社，2007：66.

3. 足阳明之筋主病

其病足中趾支胫转筋。脚跳坚。伏兔转筋。髀前肿。癀疝。腹筋急。引缺盆及颊。卒口僻。急者目不合。热则筋纵目不开。颊筋有寒。则急引颊移口。有热。则筋弛纵缓不胜收。故僻。治之以马膏。膏其急者。以白酒和桂。以涂其缓者。以桑钩钩之。即以生桑灰置之坎中。高下以坐等。以膏熨急颊。且饮美酒。啖美炙肉。不饮酒者。自强也。为之三拊而已。治在燔针劫刺。以知为数。以痛为输。名曰季春痹也。

胫为小腿，"中趾支胫转筋"即为足中趾牵扯小腿转筋。据前文经筋循行的分析知，此段的解剖结构为趾长伸肌及其延伸至"中三趾"的肌腱。"中趾支胫转筋"是趾长伸肌出现了"转筋"的问题。

脚，胫也[1]（据《说文》），即小腿。"跳"字有两种解释。据《说文》，跳，蹶也[2]；蹶，僵也[3]。所以"跳"可指僵硬，这是第一种解释。"跳"还有另一层意思。《左传·襄公二十五年》"成而不结"，杜预注"而特跳此者"，孔颖达疏曰"跳，跃也，谓足绝地而高举也"。[4]孔颖达疏说的是，跳是跃，是把脚（足部）高举离开地面。《灵枢·阴阳二十五人》载："足阳明之下，血气盛则下毛美长至胸；血多气少则下毛美短至脐，行则善高举足，足

① 许慎.说文解字［M］.北京：中华书局，1963：88.
② 许慎.说文解字［M］.北京：中华书局，1963：47.
③ 许慎.说文解字［M］.北京：中华书局，1963：47.
④ 阮元.十三经注疏［M］.北京：中华书局，1980：1986.

指肉少，足善寒。"① 这则材料讲到足阳明血多气少会导致走路的时候喜欢高举足。二者虽均为高举足，但还是有差别的。坚，刚也（见《说文》）②。《大戴礼记·虞戴德》"坚物"王聘珍解诂曰："坚，定也。"《素问·腹中论》"其气急疾坚劲"王冰注曰："坚，定也，固也。"可见"坚"有硬的意思，也有固定不动的意思。所以《灵枢·阴阳二十五人》中记载的"行则善高举足"当和"脚跳坚"不同。

"脚跳坚"三字之前为"支胫转筋"，其后为"伏兔转筋"，所以"脚跳坚"描述的当是转筋的症状。《金匮要略·趺蹶手指臂肿转筋狐疝虫病脉证并治》讲："转筋之为病，其人臂脚直，脉上下行，微弦，转筋入腹者，鸡屎白散主之。"③ 直，不曲也（见《玉篇》）。"臂脚直"是讲手臂、小腿不能弯曲。对比《金匮要略》对"转筋病"的描述，"脚跳坚"应当是小腿僵硬不能活动。

"伏兔转筋"和足阳明经筋循行中的"上循伏兔，上结于髀"一支相呼应。此"伏兔转筋"即为股直肌转筋。髀为大腿，"髀前肿"即为大腿前部肿。在腿部膝上髋下的区域里，足阳明的循行有二，一为"上循伏兔，上结于髀"一支，即股直肌；另一支为"直上结于髀枢"的一支，解剖学构成为股外侧肌。股外侧肌和股直肌在身体的位置，皆位于大腿前部。故二者均可导致"髀前肿"。

---

① 田代华，刘更生.灵枢经［M］.北京：人民卫生出版社，2005：126.

② 许慎.说文解字［M］.北京：中华书局，1963：65.

③ 张仲景.金匮要略［M］.何任，何若萍，整理.北京：人民卫生出版社，2005：73.

《素问·阴阳别论》"其传为㿗疝"①之"㿗"字，据《古代疾病名候疏义》，与癩、隤通假②，又，"隤"字亦即"癀"字③。故"㿗疝"实为"癀疝"。《儒门事亲·卷二·疝本肝经宜通勿塞状十九》讲："㿗疝，其状阴囊肿缒，如升如斗，不痒不痛者是也。"所以，"癀疝"实为阴囊病。据前文，腹内斜肌为足阳明，腹内斜肌的最下部肌束构成提睾肌，此即腹内斜肌为足阳明经筋的佐证。

　　参与构成足阳明经筋的解剖结构于腹部有二，一为腹直肌，一为腹内斜肌。"腹筋急"即为此两块肌肉拘急。

　　"引缺盆及颊"者为颈阔肌。

　　从"卒口僻"到"故僻"一段语序有问题。正常的语序应该是"卒口僻，颊筋有寒，则急引颊移口；有热，则筋弛纵缓不胜收，故僻。急者目不合。热则筋纵目不开"。因"颊筋有寒"至"不胜收，故僻"一句，末有"故僻"二字，很显然这一句是解释前面"卒口僻"的。故将其移至"卒口僻"之后。这句是讲口僻的原因。翻译成现代汉语就是：颊筋有寒，会牵引颊，使嘴的位置发生偏移；有热，会导致筋（颊筋）弛缓不收。颊筋，顾名思义就是颊部的筋。面颊部足阳明经筋所涉及的解剖结构有颧大肌、颧小肌、提上唇肌、提上唇鼻翼肌、笑肌。所以上述肌肉都有可能是引起口僻的"颊筋"。

　　"急者目不合。热则筋纵目不开"是眼轮匝肌的问题。

————————————

①　田代华.黄帝内经素问［M］.北京：人民卫生出版社，2005：15.

②　余云岫.古代疾病名候疏义［M］.北京：学苑出版社，2012：239.

③　余云岫.古代疾病名候疏义［M］.北京：学苑出版社，2012：238.

"治之以马膏"，《说文·肉部》"脂"字下讲："戴角者脂，无角者膏"。[①] 翻译过来就是，"有角的叫脂，没有角的叫膏"。有角的，如牛、羊；无角的，如猪、螃蟹等。所以我们说螃蟹膏肥。《金匮要略》里有个治黄疸的方子叫猪膏发煎，用的是猪膏。《灵枢经·卫气失常》篇里就记载伯高讲："人有脂，有膏，有肉。"[②] 人有头角，但又不似牛羊有犄角，所以膏、脂二字于人都可以用。《礼记·内则》"脂膏以膏之"，孔颖达疏曰："凝者为脂，释者为膏。"[③]《说文·仌部》讲："冰，水坚也，从仌从水。凝，俗作冰，从疑。"[④] 是说，凝就是冰，就是水凝固了。《淮南子·地形训》"北方有不释之冰"[⑤]，是说北方有不化的冰，与"凝"字相对应。所以"凝者为脂，释者为膏"是说凝固的是脂，融化的是膏。《左传·成公十年》"居肓之上，膏之下"，杜预注"心下为膏"，孔颖达疏又曰："虽凝者为脂，释者为膏，其实凝者亦曰膏。"[⑥] 言外之意，"脂""膏"二者为一物，可以理解成动物油。

马膏其实是马油。《灵枢·经筋》篇以马膏治疗"口僻"而且是用于筋肉拘急的情况（膏其急者）。为什么马膏可以治疗筋肉的拘急？《灵枢识·卷三》讲："故用马膏之甘平柔缓。以摩其急。以润其痹。以通其血脉。"[⑦] 重点在"以润其痹"四字，说明

① 许慎.说文解字（附检字）[M].北京：中华书局，1963：90.

② 田代华，刘更生.灵枢经 [M].北京：人民卫生出版社，2005：117.

③ 方有国.四库家藏·礼记正义：3 [M].山东画报出版社，2004：899.

④ 许慎.说文解字（附检字）[M].北京：中华书局，1963：240.

⑤ 刘安.淮南子 [M].开封：河南大学出版社，2010：225.

⑥ 阮元.十三经注疏 [M].北京：中华书局，1980：1906.

⑦ 丹波元简.素问识·素问绍识·灵枢识·难经疏证 [M].北京：人民卫生出版社，1984：664.

马膏治疗筋急的原理是滋阴。

"以白酒和桂，以涂其缓者"一句非常有意思。前面说"有热，则筋弛纵缓不胜收"，则这里"涂其缓者"涂的应该是指颊筋有热的情况。疗热应该以寒，而这里面却用的是"白酒和桂"，全是热药，为什么？带着这个问题，我们往下看。

"以桑钩钩之，即以生桑灰置之坎中，高下以坐等"一句讲的是对面颊的局部处理。桑钩是采桑叶用的农具。《农政全书》载："桑钩，采桑具也。凡桑者，欲得远扬枝条，引近就摘，故用钩木，以代臂指攀援之劳。"[1] 翻译一下就是说，"桑钩是采桑用的农具，采桑时想采得远处得枝条，就把它拉近采摘，所以用钩木，省去了攀爬的辛劳。"从这条材料我们知道，桑钩是用来把远处的桑枝拉到近处的，所以它的结构应该是一个长杆顶端带着一个钩。"以桑钩钩之"钩的是什么？笔者觉得用桑钩钩的是口角。因为足阳明经筋主病自"卒口僻"始，讲的主要是是口喝的成因、治疗。主病中也明确提到"颊筋"寒热会导致口喝。所以外治法的操作应是围绕颊筋展开。而如前所述"颊筋"与口周关系密切，这里用桑钩其实是起到静态牵拉固定的作用。再提一个问题，用桑钩钩的是哪边的颊？答案是筋弛缓一侧的面颊。因为此句前文是承接"以白酒和桂，涂其缓者"。且颊筋一侧拘挛，一侧迟缓，嘴是喝向拘挛一侧的，所以桑钩钩的应当是迟缓一侧。

"即以生桑灰置之坎中"的"坎"字本义是凹陷的意思（《说

---

① 徐光启.农政全书［M］.长沙：岳麓书社，2002：549.

文》："坎，陷也。"①）。这里说把生桑灰放在凹陷中。大家可能会问哪的凹陷中呢？自然是面部的凹陷，比如法令纹、酒窝的位置。《本草纲目》载桑灰"辛、寒，有小毒"②，桑灰性味辛寒可知。"高下以坐等"中的"坐"是个副词，表示恰好。这句的意思是使得涂抹的桑灰上下薄厚恰好相等。然后"以膏熨急颊"是说用马膏热敷筋肉拘挛一侧的面颊。

我们回到前面的问题，"以白酒和桂"以热治热，是为什么？笔者认为用"白酒和桂"的目的是为了治标。前文以马膏"膏其急"，其但言"膏其急"，而未言"膏其寒"，说明马膏不是用来治寒（治本）的，且马膏本身也是一个性平的药，则用马膏膏其急为治标，此理易明。同理，此处以"白酒和桂"，但言涂其缓，而未言"涂其热"，且以白酒和桂涂其缓属于以热治热，则此处用白酒和桂的目的也应该是治标。换言之，"白酒和桂"似乎是一个很好的改善肌肉迟缓的外用药。其能改善肌肉迟缓的原理，各家注述已明确，如《灵枢识·卷三》讲："以和其营卫。以通其经络"。③

祖国的传统医学从来讲究标本兼治，那么治本的环节在哪里？其实治本是通过生桑灰达到的。生桑灰性味辛寒，正可以以寒治热，再通过桂、酒通络和血的功能把桑灰祛热的效果渗透进颊部筋肉，达到标本兼治的目的。

———————

① 许慎.说文解字［M］.北京：中华书局，1963：288.
② 李时珍.本草纲目［M］.2 版.北京：人民卫生出版社，1982：2070.
③ 丹波元简.素问识·素问绍识·灵枢识·难经疏证［M］.北京：人民卫生出版社，1984：664.

"且饮美酒，啖美炙肉"是说要喝美酒，吃烤好的肉。"不饮酒者，自强也"是说，不用喝酒的，是因为身体强壮。拊，揗也[1]；揗，摩也[2]（见《说文》）。"为之三拊而已"是说按摩三下就好了，可见去病之轻巧便捷。

4. 足太阴之筋主病

其病足大指支内踝痛，转筋痛，膝内辅骨痛，阴股引髀而痛，阴器纽痛上引脐，两胁痛引膺中，脊内痛。治在燔针劫刺，以知为数，以痛为输，命曰仲秋痹也。

"足大指支内踝痛，转筋痛"是讲足大趾头牵扯足内踝转筋痛。据前文，此部分的解剖结构为踇展肌。辅骨为腓骨，内辅骨为腓骨头内侧。"膝内辅骨痛"是讲膝关节和腓骨头内侧痛，对应解剖结构为胫骨后肌。"阴股引髀而痛"是讲大腿内侧牵扯大腿痛。"阴器纽痛上引脐"是腹横肌出现问题导致的。腹横肌止于白线，故引脐；腹横肌最下部肌束参与提睾肌、联合腱的构成，故会导致引起纽痛。

5. 足少阴之筋主病

其病足下转筋，及所过而结者皆痛及转筋，病在此者主痫瘛及痉，在外者不能俯，在内者不能仰。故阳病者腰反折不能俯，阴病者不能仰。

---

① 许慎.说文解字［M］.北京：中华书局，1963：252.
② 许慎.说文解字［M］.北京：中华书局，1963：252.

"足下转筋"是足底方肌转筋。"所过而结者皆痛及转筋"是讲凡足少阴经筋循行有结的地方都会痛，甚至转筋。"病在此者主痫瘛及痉"是说足少阴经筋病会导致痫、瘛、痉。什么是痫？什么是瘛？什么是痉？

　　"痫"字，《慧琳音义·卷三十五》"癫痫"注引《文字集略》言："痫，小儿风病也。"[①]"瘛"字，《说文·疒部》朱骏声通训定声讲："瘛，今谓之惊风。"[②]"痉"字，《玉篇·疒部》讲："风强病也。"[③]所以，"痫""瘛""痉"三字，讲的都是风病。

　　虽然三字都有风病的意思在，但各自的意义也有不同。"痫"字，《慧琳音义·卷五十三》[④]俱作"痫，小儿癫病也"。"癫"字，《慧琳音义·卷三十七》[⑤]注引《广雅》作"狂病也"。所以，"痫"字包含有狂病的意思。"瘛"字，《说文·疒部》作"小儿瘛疭病"[⑥]。《广韵·祭韵》作"瘛，小儿惊"。[⑦]《说文·疒部》段玉裁注曰："瘛，今小儿惊病也。"[⑧]《素问·玉机真藏论》讲，"筋

①　释慧琳，释希麟.朴学名著之一·一切经音义：正编2［M］.台北大通书局，1985：754.

②　朱骏声.说文通训定声［M］.北京：中华书局，1984：733.

③　顾野王.大广益会玉篇［M］.北京：中华书局，1987：56.

④　释慧琳，释希麟.朴学名著之一·一切经音义：正编3［M］.台北：大通书局，1985：1160.

⑤　释慧琳，释希麟.朴学名著之一·一切经音义：正编2［M］.台北：大通书局，1985：800.

⑥　许慎.说文解字注［M］.北京：中华书局，1962：156.

⑦　周祖谟.广韵校本：上册［M］.北京：中华书局，1960：379.

⑧　许慎.说文解字注［M］.段玉裁，注.上海：上海古籍出版社，1988：352.

脉相引而急，病名曰瘛。"① 所以"瘛"字还有惊病和筋脉拘急的意义。"痉"字，《说文·疒部》讲："强急也。"② 所以"痉"病除含有风病的意义外，还有强急的意思。

综上，"痫""瘛""痉"三病包含了风病、惊病、狂病、强急病的成分，这也为此四种病从足少阴入手提供了依据。

"在外者不能俯，在内者不能仰"中；"在外""在内"均是相对脊柱而言，说的是半棘肌、多裂肌和腰大肌。循行部分讲足少阴筋经筋"循脊内挟膂，上至项，结于枕骨，与足太阳之筋合"。"循脊内挟膂"的解剖实质是腰大肌，即主病中所言"在内者"。"上至项，结于枕骨，与足太阳之筋合"段中，"上至项"部分的解剖实质是颈多裂肌、半棘肌；"结于枕骨，与足太阳之筋合"的解剖实质为头半棘肌，详论见前循行部分。故，主病中"在外者"实质颈多裂肌、头半棘肌。腰大肌的功能是在大腿被固定时，屈脊柱腰段，而可使体前曲，则在腰大肌拘挛时，自然不能俯。双侧半棘肌中的胸半棘肌与颈半棘肌同时收缩时，可以使脊柱的胸段、颈段后伸。故当半棘肌拘挛时，自然不能仰。

6. 足厥阴之筋主病

其病足大指支内踝之前痛，内辅痛，阴股痛转筋，阴器不用，伤于内则不起，伤于寒则阴缩入，伤于热则纵挺不收。治在行水清阴气。其病转筋者，燔针劫刺，以知为数，以痛为

---

① 黄帝内经［M］.北京：中医古籍出版社，2003：48.
② 许慎.说文解字注［M］.段玉裁，注.上海：上海古籍出版社，1988：155.

输，命日季秋痹。

"足大指支内踝之前痛"是说大脚趾牵连内踝之前的位置痛。"内辅"为辅骨内侧。"内辅痛"即为辅骨内侧痛。如前所述，此段解剖结构为踇长伸肌。踇长伸肌起于腓骨内侧面下 2/3 及邻近骨间膜，止于踇趾末节趾骨基底部的背面，并通过位于内踝前的中间管，故踇长伸肌出现问题会导致上述症状。

"阴股"为大腿内侧。阴股痛转筋是由股薄肌出现问题导致。

"阴器不用"是说阴茎（男）、阴蒂（女）出现问题。如文中所述，"阴器不用"有三个方面，一是不起，一是缩入，一是纵挺不收。

"伤于内则不起"是说"伤于内"导致阴茎不能勃起。然而，什么是"伤于内"？阴茎在祖国传统医学中叫"宗筋"。宗筋不起是筋痿的症状。《素问·痿论篇》讲："思想无穷，所愿不得，意淫于外，伤于内入房太甚，宗筋弛纵，发为筋痿，及为白淫。"[①] 筋痿的成因，《素问·痿论》引《下经》言："筋痿者生于肝使内也。"[②]《山海经·大荒东经》"使四鸟"郝懿行笺疏云："使，谓能驯扰役使之也。"这句是说，筋痿产生于肝，是肝过度役使"内"导致的。筋痿生于肝过度地"使内"。《灵枢·经筋》足厥阴经筋主病中说的是"伤于内"，则"使内"与"伤于内"意义相近可知。那么"伤于内"是如何导致筋萎的呢？《素问·痿论》讲："肝气热，则胆泄口苦，筋膜干，筋膜干则筋急而

① 田代华.黄帝内经素问［M］.北京：人民卫生出版社，2005：87.
② 田代华.黄帝内经素问［M］.北京：人民卫生出版社，2005：87.

挛，发为筋痿。"① 依据这条文献，"伤于内"可以包括三个方面：
一是肝气热，二是胆泄，三是筋膜干。

"伤于寒则阴缩入"是说遭受寒邪，会导致阴茎缩入。"伤
于热则纵挺不收"是说遭受热邪，会导致阴茎勃起不收。问题来
了，是哪儿感受寒邪，感受热邪？

《外台秘要》乌头汤言："治寒疝腹中绞痛，贼风入攻五藏，
拘急，不得转侧，发作有时，使人阴缩，手足厥逆（方见上）。"②
此处是讲"贼风入攻五藏"导致阴缩。《灵枢·邪气藏府病形》
里记载了黄帝和岐伯的一段对话。黄帝问："请问脉之缓、急、
小、大、滑、涩之病形何如？"③ 黄帝问岐伯，与脉的缓、急、
小、大、滑、涩对应的疾病的形态是怎样的。岐伯曰："臣请言
五藏之病变也。"④ 岐伯用五脏的病变来解释病形和脉之间的关系。
在讲到肝脉时，岐伯说："微大为肝痹，阴缩，咳引小腹。"⑤ 综合
《金匮要略》与《灵枢经》的信息，我们可以知道导致阴缩的是
风入五脏、肝痹。

阴茎"纵挺不收"在中医里面是一个专门的病，叫"强中"。
《诸病源候论·消渴病诸候》载"强中候"，其言"强中病者，茎
长兴盛不痿，精液自出是也。由少服五石，五石热住于肾中，下
焦虚热，少壮之时，血气尚丰，能制于五石，及至年衰，血气减

① 田代华.黄帝内经素问［M］.北京：人民卫生出版社，2005：87.
② 张仲景.金匮要略［M］.何任，何若萍，整理.北京：人民卫生出版社，2005：37.
③ 田代华，刘更生.灵枢经［M］.北京：人民卫生出版社，2005：13.
④ 田代华，刘更生.灵枢经［M］.北京：人民卫生出版社，2005：13.
⑤ 田代华，刘更生.灵枢经［M］.北京：人民卫生出版社，2005：13.

少，肾虚不复能制精液。若精液竭，则诸病生矣。"①"五石"即五石散之类的热药。这段文字说，强中病是由年少时服用五石散之类的药物导致的。五石的热性羁留于肾，导致了下焦虚热。又说，年少时气血壮盛，能制住五石的热性，而年迈时气血减少，肾虚不能抑制精液的外泄，如果精液竭乏，就会产生许多疾病。此可见，强中病的成因包含两个方面：一是肾中有热，二是肾虚不能抑制精液外泄。

"伤于寒则阴缩入，伤于热则纵挺不收"中寒热的病位问题前文已解释清楚。各本注家却有言寒热在阴器者，如李时珍《本草纲目》讲："阴缩，谓前阴受寒，入腹内也。阴纵，谓前阴受热，挺长不收也。"②以此，知李时珍等辈所论为妄说。

下面我们来讨论三种"阴器不用"病的治疗方法。

上文总结"伤于内"导致的"阴不起"的病机有三个方面，分别是肝气热、胆泄、筋膜干。所以我们在治疗的时候就需要清肝利胆、润养筋膜。而在《素问》中，黄帝所引之《论》却言"治痿独取阳明"③，何也？岐伯的回答是"阳明者五脏六腑之海，主润宗筋，宗筋主束骨而利机关也"④。又言，"故阳明虚则宗筋纵"⑤。从岐伯的回答中我们能知道，"阳明虚"导致"宗筋纵"，治疗"宗筋纵"就要补阳明。可是，这和我们之前分析出的病因及治法相差有点远，这是为什么？为什么《经》和岐伯皆只言治

---

① 巢元方.诸病源候论［M］.北京：人民卫生出版社，1955：31.

② 陆拯.王肯堂医学全书［M］.北京：中国中医药出版社，2005：235.

③ 田代华.黄帝内经素问［M］.北京：人民卫生出版社，2005：88.

④ 田代华.黄帝内经素问［M］.北京：人民卫生出版社，2005：88.

⑤ 田代华.黄帝内经素问［M］.北京：人民卫生出版社，2005：88.

疗阳明，而不言治疗肝热和筋膜干呢？

在《素问》和《灵枢经》中，五脏六腑之海一共有三个。一是上文提到的，阳明为五脏六腑之海。除此之外，在《灵枢·五味》篇，伯高讲"胃者，五脏六腑之海也，水谷皆入于胃，五脏六腑，皆禀气于胃"①；在《灵枢·逆顺肥瘦》篇，岐伯讲"夫冲脉者，五脏六腑之海也，五脏六腑皆禀焉。"② 所以，"独取阳明"实际包含了从胃、从冲脉论治的意思。且《素问·痿论》篇，岐伯回答"宗筋主束骨而利机关也"之后即言冲脉"与阳明合于宗筋"③。则"独取阳明"中包含从冲脉论治的意思，不言而喻。"独取阳明"从胃论治的意义何在？其实从胃论治是为了治疗"肝气热"。《素问·藏气法时论》讲："肝色青，宜食甘，粳米、牛肉、枣、葵皆甘。"④ 是讲用味甘益胃的食物调肝，此即"独取阳明"治疗"肝气热"的含义。

上文总结，导致阴缩的是风入五脏、肝痹。其实二者是有联系的。《素问·玉机真藏论》载："是故风者，百病之长也。今风寒客于人，使人毫毛毕直，皮肤闭而为热，当是之时，可汗而发也；或痹不仁肿痛，当是之时，可汤熨及火灸刺而去之。弗治，病入舍于肺，名曰肺痹，发咳上气。弗治，肺即传而行之肝，病名曰肝痹，一名曰厥，胁痛出食，当是之时，可按若刺耳。"⑤ 此段讲风寒邪气由外中人的传变次第。先是"使人毫毛毕直，皮肤

① 田代华，刘更生.灵枢经［M］.北京：人民卫生出版社，2005：112.
② 田代华.黄帝内经素问［M］.北京：人民卫生出版社，2005：85.
③ 田代华.黄帝内经素问［M］.北京：人民卫生出版社，2005：88.
④ 王冰.黄帝内经［M］.北京：中医古籍出版社，2003：56.
⑤ 田代华.黄帝内经素问［M］.北京：人民卫生出版社，2005：39.

闭而为热"或"痹不仁肿痛";不治,传为肺痹;再不治,传为肝痹。所以《金匮要略》引《外台秘要》乌头汤,说"贼风入攻五藏"导致阴缩是有道理的。

《金匮要略》给出的治疗是用乌头汤。乌头汤见于《金匮要略·中风历节病脉证并治》。我们首先要知道《金匮要略·中风历节病脉证并治》讲的是什么。《金匮要略·中风历节病脉证并治》讲的是如何治疗中风病、历节病。那么,什么是中风病,什么是历节病呢?该篇讲:"夫风之为病,当半身不遂,或但臂不遂者,此为痹。脉微而数,中风使然。"① 又讲:"少阴脉浮而弱,弱则血不足,浮则为风,风血相抟,即疼痛如掣。盛人脉涩小,短气,自汗出,历节疼,不可屈伸。"② 又讲:"荣气不通,卫不独行,荣卫俱微,三焦无所御,四属断绝,身体羸瘦,独足肿大,黄汗出,胫冷。假令发热,便为历节也。"③ 所以中风历节病的症状即包含了"痹不仁肿痛"。此外,《金匮要略·中风历节病脉证并治》所载乌头汤方"治脚气疼痛,不可屈伸"④ 中的"脚气"亦包含有"痹不仁肿痛"之意。《诸病源候论·脚气病诸候》载:"其状自膝至脚有不仁,或若痹,或淫淫如虫所缘,或脚指及膝,胫洒洒尔,或脚屈弱不能行,或微肿,或酷冷,或痛疼,或缓从

---

① 张仲景.金匮要略[M].何任,何若萍,整理.北京:人民卫生出版社,2005:17.

② 张仲景.金匮要略[M].何任,何若萍,整理.北京:人民卫生出版社,2005:19.

③ 张仲景.金匮要略[M].何任,何若萍,整理.北京:人民卫生出版社,2005:19.

④ 张仲景.金匮要略[M].何任,何若萍,整理.北京:人民卫生出版社,2005:19.

不随，或挛急。"①

所以，用乌头汤治疗阴缩的目的是在风寒邪气传为肺痹之前，治疗疾病，阻断病程。且疗寒以热药，此处用乌头汤自然理法得当。

综上，阴器"纵挺不收"的原因是肾中有热和肾虚。肾虚会导致虚火上炎，所以治疗上要考虑泄肾中热、益肾、平虚火三个方面。陈世铎在《石室秘录·男治法》中对此病之治法有论述："强阳不倒，此虚火炎上，而肺金之气不能下行故尔。若用黄柏知母二味，煎汤饮之，立时消散。然而自倒之后，终岁经年不能重振，亦自苦也。方用元参、麦冬各三两、肉桂三分、水煎服，即倒。此方妙在元参以泻肾中浮游之火，尤妙肉桂三分引其入宅，而招致其沸越之火，同气相求，大自回合。况麦冬又助肺金之气清肃下行，以生肾水，水足，火自息矣。"②文中给出了两种方案，一是用黄柏、知母，但后果是用后很长时间无法勃起了；另一种是用玄参、麦冬、肉桂，此种则无阳痿之弊端。

为什么黄柏、知母虽能治疗强中，但却能导致阳痿呢？因为黄柏同知母滋阴降火③（见于叶天士《本草经解》），用来平虚火可以，用来泄肾中热可以，但却不能益肾。而玄参、麦冬、肉桂这三个药中，玄参可以泄肾火，肉桂可以引火归原，麦冬可以养肺阴、加强肺的肃降，从而滋养肾水。这是陈世铎书中写到的。还

① 巢元方．诸病源候论［M］．北京：人民卫生出版社，1955：79.
② 陈士铎．石室秘录［M］．北京：中国医药科技出版社，2011：63.
③ 叶天士．本草经解［M］．北京：学苑出版社，2011：114.

有一点，是陈世铎没有写到的。那就是，玄参可以"补肾气"①（见《神农本草经》）。

　　然而这些都不是治疗强中病的根本大法。治疗强中病的根本大法是足厥阴肝经筋主病中的"行水清阴气"五个字。行水即利小便，利小便可以泄热，可以通阳。"清"字有注曰"清理也"（见《灵枢识·卷三》）②。清阴气即清理阴气。这里面包含了太多的意思。比如阴分有热时，清阴分热可以被称作清理阴气；再比如阴虚时，养阴同样可以被称作清理阴气。这有点像朱丹溪的大补阴丸，知母利尿，黄柏清热，熟地黄、龟板、猪脊骨养阴益肾。刘渡舟先生亦有治疗强中病的医案，即是用大补阴丸化裁。③

　　"其病转筋者，燔针劫刺，以知为数，以痛为输，命曰季秋痹"一句有一点要注意，即"燔针劫刺"是用于转筋的情况。

7. 手太阳之筋主病

　　其病小指支肘内锐骨后廉痛，循臂阴入腋下，腋下痛，腋后廉痛，绕肩胛引颈而痛，应耳中鸣，痛引颔，目瞑，良久乃得视，颈筋急，则为筋瘘颈肿，寒热在颈者，治在燔针劫刺，以知为数，以痛为输，其为肿者，伤而兑之。名曰仲夏痹。

① 森立之.神农本草经［M］.上海：学苑出版社，1955：64.

② 丹波元简.素问识·素问绍识·灵枢识·难经疏证［M］.北京：人民卫生出版社，1984：666.

③ 陈明，刘艳华，李芳.刘渡舟临证验案精选［M］.北京：学苑出版社，1996：179—180.

三、经筋主病通释

"肘内锐骨"为肱骨内上髁。"小指支肘内锐骨后廉痛"是讲小指牵扯肱骨内上髁的后边痛。

臂阴为前臂内侧。"循臂阴入腋下，腋下痛"是说痛感随前臂内侧传入腋下，导致腋下痛。据前文，此段的解剖结构为肱三头肌长头，肱三头肌长头拘挛时会产生上述症状。

"腋后廉痛"是说腋窝后侧的边缘痛。产生"腋后廉痛，绕肩胛引颈而痛"的经筋为"走腋后廉，上绕肩胛，循颈出太阳之前，结于耳后完骨"的一支。其解剖结构为肱三头肌外侧头、大圆肌、小圆肌、冈下肌、大小菱形肌和头夹肌，详论见前。

应，当也①（见《说文·心部》）。鸣，鸟声也②（见《说文·鸟部》）。"耳中鸣"即耳中有鸟鸣声，今天我们叫作耳鸣。如果此处又为描述症状，其但可只言"耳中鸣"三个字。这里"应"字出现在"绕肩胛引颈而痛"和"耳中鸣"之间，似乎是在提示我们此两者之间具有某种关系。"应耳中鸣"四字后又言"痛引颔"，从手太阳小肠经筋所过的痛症，到耳鸣，然后又回到痛上来，此点亦说明"耳中鸣"并非单独的症状，而是与前面"阴颈而痛"有关联。这为我们治疗耳鸣提供了一条思路。据经筋循行部分载，手太阳小肠经筋"入耳中"。在临床上，其位置与耳后肌的位置相当，且对耳后肌进行手法松解时，确对部分耳鸣患者有效。故我认为此"入耳中"的部分当为耳后肌。

《素问·四时刺逆从论》"皮肤引急"王冰注曰："引，谓牵

---

① 许慎.说文解字［M］.北京：中华书局，1963：217.
② 许慎.说文解字［M］.北京：中华书局，1963：82.

115

引。"①"痛引颔"即疼痛牵引下巴。与之相关的循行部分为"出耳上，下结于颔"一支，其解剖结构为颞肌和颞筋膜深层。

"目瞑，良久乃得视"一句的句读有问题。句读应该在"久"字后。瞑，翕目也②（见《说文·目部》）。翕目即闭目。此句是讲，闭目许久，眼睛才能看东西。

瘘，颈肿也③（见《说文·疒部》）。"筋瘘"于《针灸甲乙经》中作"筋瘘"④。筋瘘的病因、症状、治法前文已述，与颈筋急、颈肿无关。"颈筋急，则为筋瘘颈肿"是说颈部的筋肉拘急，会导致颈肿。

"寒热在颈者，治在燔针劫刺"是讲寒热邪气在颈部的，可以用燔针劫刺的方法治疗。

8. 手少阳之筋主病

其病当所过者即支转筋，舌卷。治在燔针劫刺，以知为数，以痛为输，名曰季夏痹也。

"其病当所过者即支转筋"是讲手少阳经筋病会表现为此经筋循行的部分发生转筋。"舌卷"即卷舌。手少阳经筋"当曲颊入系舌本"，此支的解剖学实质为茎突舌肌，此肌肉可将舌牵向后上方，此肌肉发生拘挛，便会形成"舌卷"的症状。

———————————

① 王冰.黄帝内经［M］.北京：中医古籍出版社，2003：130.
② 许慎.说文解字［M］.北京：中华书局，1963：72.
③ 许慎.说文解字［M］.北京：中华书局，1963：154.
④ 皇甫谧.针灸甲乙经［M］.黄龙祥，整理.北京：人民卫生出版社，2006：54.

9. 手阳明之筋主病

其病当所过者支痛及转筋，肩不举，颈不可左右视。治在燔针劫刺，以知为数，以痛为输，名曰孟夏痹。

此句讲手阳明经筋循行所过的部分会出现牵引痛和转筋，肩不能抬，脖子不能左右转动而不能环顾左右。手阳明经筋"挟脊"的部分为斜方肌。斜方肌的上部肌纤维具有提肩胛骨的功能，故斜方肌出现问题会导致"肩不举"的症状。手阳明经筋在颈部即"从肩髃上颈"一支。此支的解剖学实质为颈阔肌起自肩髃上至颈的部分肌纤维。颈阔肌为颈部表面一宽大扁肌，它出现问题会影响左右转头的动作。

10. 手太阴之筋主病

其病当所过者支转筋痛，甚成息贲，胁急吐血。治在燔针劫刺，以知为数，以痛为输，名曰仲冬痹。

此段是讲，手太阴经筋病表现为经筋循行的部分出现互相牵扯的转筋痛，甚至发展成息贲，胸胁部不适、吐血。可以用燔针劫刺的疗法治疗，以得气为度，以痛点为治疗的腧穴。手太阴经筋病被称为仲冬病。

什么是息贲？《难经·五十六难》讲："肺之积，名曰息贲，在右胁下，覆大如杯，久不已，令人洒淅寒热，喘咳，发肺壅，以春甲乙日得之。何以言之？心病传肺，肺当传肝，肝以春适王，王者不受邪，肺复欲还心，心不肯受，故留结为积，故知息

117

贲以春甲乙日得之。"①此段文字是讲,"肺之积名叫息贲,如有
杯状物被覆盖在右胁下,长时间不能愈,此病令人恶寒发热、咳
喘,还会引发肺壅。此病是在春季甲乙日得的。为什么这么说?
心病会传至肺,肺会传到肝。肝在春季适王,所以不受邪。肺想
把由心传至肺的邪气回传于心,心不肯接受。邪气便留于肺结为
积。以此可知息贲患于春季甲乙日"。

此段材料讲,肺之积叫息贲,同时也讲了息贲的症状、病
因和传变。那么"息贲"二字是什么意思?为什么"肺之积"
又叫息贲呢?息贲的"息"字是喘的意思。《说文·心部》曰:
"息,喘也。"②《灵枢·邪气藏府病形》讲:"肺脉……滑甚为息
贲,上气。"③喘即上气,可见息贲包含喘的症状。"肺之积"一
病的症状也包含喘,如《难经·第五十六难》的"喘咳"。息
贲的"贲"字是膈的意思。《素问·脉要精微论》"左外以候
肝"王冰注曰:"贲,膈也。"④《灵枢》中"息贲"出现过四
次,分别是:肺脉……滑甚为息贲,上气⑤(见《灵枢·邪气藏
府病形》);肝高则上支贲,切胁悗,为息贲⑥(见《灵枢·本
藏》);甚成息贲,胁急吐血⑦(见《灵枢·经筋》);胸痛息贲⑧
(见《灵枢·经筋》)。这四个息贲,除《灵枢·邪气藏府病形》

① 刘渊,吴潜智.难经［M］.成都:四川科学技术出版社,2008:199.
② 许慎.说文解字［M］.北京:中华书局,1963:217.
③ 田代华,刘更生.灵枢经［M］.北京:人民卫生出版社,2005:14.
④ 王冰.黄帝内经［M］.北京:中医古籍出版社,2003:42下.
⑤ 田代华,刘更生.灵枢经［M］.北京:人民卫生出版社,2005:14.
⑥ 田代华,刘更生.灵枢经［M］.北京:人民卫生出版社,2005:97.
⑦ 田代华,刘更生.灵枢经［M］.北京:人民卫生出版社,2005:48.
⑧ 田代华,刘更生.灵枢经［M］.北京:人民卫生出版社,2005:48.

中的以外，其他三个在其之前都又言及其与"贲"（即膈）的联系。《灵枢·本藏》讲"上支贲……为息贲"。《灵枢·经筋》手太阴筋主病讲："甚成息贲"。前面循行部分讲"散贯贲，合贲下"。《灵枢·经筋》篇手心主之筋主病讲"及胸痛息贲"。其前循行部分讲"结于贲"。所以，"息贲"中的贲为膈，其意自明。

"胁急吐血"是讲"甚成息贲"之后的症状。查《难经·五十六难》与《灵枢》其他章节中所述息贲（肺之积）的症状有胁急，却无吐血的症状，而在手太阴筋主病中却讲"甚成息贲，胁急吐血"。此处多出了吐血的症状，为什么？吐血其实是在提示病情在进展。《难经·五十六难》讲述了息贲的成因及发病时间，"心病传肺，肺当传肝，肝以春适王，王者不受邪，肺复欲还心，心不肯受，故留结为积，故知息贲以春甲乙日得之"。经文中讲得很清楚，肺之积得病因是春天在肺的邪气不能顺传至肝。而手太阴肺之筋的主病又名"仲冬痹"，明显不在春。所以手太阴肺之筋主病中的息贲是可以向下传至肝的，则自然会出现胁急吐血的症状。

11. 手心主之筋主病

其病当所过者支转筋，及胸痛息贲。治在燔针劫刺，以知为数，以痛为输，名曰孟冬痹。

此段是说，手心主之筋出现问题会表现为经筋循行的结构出现转筋，还会导致胸痛和息贲。息贲上文已经详细论述，此处不赘言。手心主之筋出现问题导致胸痛息贲的原因是手心主经筋

"散胸中，结于贲"。

12. 手少阴之筋主病

其病内急，心承伏梁，下为肘网。其病当所过者支转筋，筋痛。治在燔针劫刺，以知为数，以痛为输。其成伏梁唾血脓者，死不治。名曰季冬痹也。

其病内急，这里的"内急"可不是想要排便的意思。这里的"内"是与"外"相对的。在人体，筋肉拘紧可以叫作"外急"，那"内急"呢？《大戴礼记·文王官人》"察其内以揆其外"王聘珍解诂："内，心也。"[①] 所以此处内急可以解作心系急。

"伏梁"二字在古医经中的部分论述如下。《难经·五十四难》讲："心之积名曰伏梁，起脐上，大如臂，上至心下。久不愈，令人病烦心。"[②]《灵枢·邪气藏府病形》："心脉……微缓为伏梁，在心下，上下行，时唾血。"[③]《素问·腹中论》："人有身体髀股䯒皆肿，环脐而痛，是为何病？岐伯曰：病曰伏梁，此风根也，其气溢于大肠，而着于肓，肓之原在脐下，故环脐而痛也。不可动之，动之为水溺涩之病。"[④]《素问·腹中论》："帝曰：病有少腹盛，上下左右皆有根，此为何病？可治不？岐伯曰：病名曰

---

① 王聘珍.大戴礼记解诂［M］.北京：中华书局，1983：196.
② 秦越人.难经·难经集注［M］.邱浩，赵怀舟，等，校注.北京：学苑出版社，2014：48.
③ 田代华，刘更生.灵枢经［M］.北京：人民卫生出版社，2005：13.
④ 田代华.黄帝内经素问［M］.北京：人民卫生出版社，2005：80.

伏梁。帝曰：伏梁何因而得之？岐伯曰：裹大脓血，居肠胃之外，不可治，治之每切按之致死。"①

据上文所引，"伏梁"在古医经中的论述不同，有言"伏梁"在心下，上下行者，如《难经》与《灵枢·邪气脏腑病形》；有言"伏梁"为"风根"，为"身体髀股骺皆肿，环脐而痛"者，如《素问·腹中论》；有言"伏梁"是表现为"少腹盛，上下左右皆有根"的腹中脓血症。但我们也可以从中发现关于"伏梁"的相同点。首先，"伏梁"涉及的部位都在腹部：《难经》《灵枢·邪气脏腑病形》言其在心下脐上；《素问·腹中论》言其可至少腹。其次，《难经·五十四难》《灵枢·邪气藏府病形》《素问·腹中论》都讲到"伏梁"表现为腹部有形，或如臂（如《难经》），或"上下左右皆有根"（如《素问·腹中论》）。

什么是伏梁？"梁"字从木从水，本义是桥。《说文·木部》曰："梁，水桥也。"②"伏"字是藏匿的意思。《玉篇·人部》曰："伏，匿也。"《广韵·屋韵》曰："伏，匿藏也。"③所以伏梁的本义是藏匿起来的桥。结合前面的分析，"伏梁"应指腹部有形，如藏匿于皮下的桥一般。这也是为什么"心之积"与腹中"裹大脓血"两个完全不同的疾病都被称为伏梁的原因。

手少阴之筋为病，会不会导致伏梁？答案是：会的。《灵枢·经筋》手少阴筋循行部分讲，手少阴筋"循贲，下系于脐"。腹部有手少阴筋的循行，当腹部的手少阴筋变硬的时候，即会出

① 田代华．黄帝内经素问［M］．北京：人民卫生出版社，2005：79.

② 许慎．说文解字（附检字）［M］．北京：中华书局，1963：124.

③ 周祖谟．广韵校本［M］．北京：中华书局，1960：455.

现腹部有形的疾病出现，此即手少阴筋导致的伏梁。

手少阴筋导致的伏梁是不是只局限在腹部呢？答案是否定的。手少阴筋"上入腋，交太阴，挟乳里，结于胸中，循贲，下系于脐"。这里"交太阴"的太阴是手太阴肺经筋。手太阴肺筋"入腋下，出缺盆，结肩前髃，上结缺盆，下结胸里，散贯贲，合贲下，抵季胁"，所以手少阴心筋交太阴，当是交于手太阴肺筋"上结缺盆，下结胸里"的结构，即肋间内肌。手少阴之筋以肱三头肌内侧头入腋下后，于肋间内肌与手太阴之筋相交，之后"结于胸中，循贲，下系于脐"。"循贲，下系于脐"前面已经说过了，手少阴筋是导致伏梁的生理基础。"结于胸中"即手少阴心筋导致的伏梁延及胸部的生理解剖基础。肋间内肌肉起止点附着于胸骨柄。所以"结于胸中"部分出现问题会导致胸骨体附近出现条索状积聚，它经常和手少阴筋导致的腹部伏梁共见。而且临床上，笔者摸到的情况是，胸骨柄附近的条索状积聚通常先于腹部的伏梁出现。其原因可能是因为在胸部前正中线有胸骨柄、胸骨体两个骨性解剖结构，使得胸部的条索状积聚较腹部容易摸到。

我摸到的单纯的手少阴筋导致的伏梁，开始时如圆珠笔芯般粗细，后如粉笔，再粗有 1～2cm 粗细，和腹部的白线粗细基本吻合。如果再粗，就不是单纯的手少阴筋所导致的伏梁了。它会合腹部足阳明筋、中脉，甚至脊柱前侧的足少阴筋紧密一起出现。腹部触诊时，摸到的就是柱状积聚在腹腔里，粗细不等。

《灵枢·经筋》中讲手少阴心经筋主病有"心承伏梁"。承，奉也，受也 ①（见《说文》）。"心承伏梁"即心奉伏梁，也是心受伏梁，是说心脏为伏梁所累。

"肘网"于《针灸甲乙经》作"肘纲" ②。网，俗作冈 ③（见《广韵·养韵》）。肘网应当是一个解剖结构。前文已述，"冈"字表示隆起的解剖结构，《灵枢·经筋》有目上冈、目下冈。"下为肘冈"是讲手少阴之筋病传至肘部。手少阴经筋循行"上结肘内廉"，《灵枢·邪客第七十一》讲"岐伯曰：肺心有邪，其气留于两肘" ④，可资佐证。

13. 经筋主病统论

经筋之病，寒则反折筋急，热则筋弛纵不收，阴痿不用。阳急则反折，阴急则俯不伸。焠刺者，刺寒急也，热则筋纵不收，无用燔针，

此段为统论经筋病。此段讲，受寒会导致反折筋急；受热会导致筋弛缓，阴痿不用。后面"阳急则反折，阴急则俯不伸"中的阴阳当是于人体而言。《金匮真言论》讲"背为阳，腹为阴" ⑤，用于解释阳急、阴急十分恰当。"阳急则反折"是讲背部拘急会导致背部反折。"阴急则俯不伸"是讲腹部拘急会导致俯身不能

① 许慎.说文解字（附检字）［M］.北京：中华书局，1963：253.

② 皇甫谧.针灸甲乙经［M］.黄龙祥，整理.北京：人民卫生出版社，2006：56.

③ 周祖谟.广韵校本［M］.北京：中华书局，1960：314.

④ 田代华，刘更生.灵枢经［M］.北京：人民卫生出版社，2005：138.

⑤ 田代华.黄帝内经素问［M］.北京：人民卫生出版社，2005：7.

伸直。

"焠刺者，刺寒急也"是讲"焠刺"的疗法是用来治疗因寒导致的筋肉拘急。"热则筋纵不收，无用燔针"是讲感受热邪会导致筋肉弛缓不用，不能用燔针进行治疗。焠刺、燔针其实说的是一种针刺方法，焠刺是疗法的名称，燔针是所用的针具。《灵枢·官针》讲："焠刺者，刺燔针则取痹也。"[①]

足之阳明、手之太阳，筋急则口目为僻，眦急不能卒视，治之皆如右方也。

古本书籍皆繁体竖排，行文皆自上而下，自右及左。所以我们今天所言的"前文""上文"之语，在古时皆在右侧。这里所言的右方，即今天我们所说的前方。《灵枢·经筋》中只有一方出现在"治之皆如右方也"之前。足阳明之筋主病如是记载："急者目不合。热则筋纵目不开。颊筋有寒。则急引颊移口。有热。则筋弛纵缓不胜收。故僻。治之以马膏。膏其急者。以白酒和桂。以涂其缓者。以桑钩钩之。即以生桑灰置之坎中。高下以坐等。以膏熨急颊。且饮美酒。啖美炙肉。不饮酒者。自强也。为之三拊而已。"此段所述的治疗方法前文已经讲述，此处不赘言。

此句经文的语序可能存在颠倒。其本来的行文可能是"足之阳明，筋急则口目为僻，手之太阳，眦急不能卒视，治之皆如右方也"。《灵枢·经筋》原文讲足阳明之筋主病，"急者目不合。热则筋纵目不开"；讲手太阳主病，"目瞑，良久乃得视"。此句中"筋急则口目为僻"与"眦急不能卒视"似乎分别与足阳明筋、手太阳筋主病中的内容相对。且《灵枢·经筋》讲手太阳

① 田代华，刘更生.灵枢经［M］.北京：人民卫生出版社，2005：23.

筋的循行"上属目外眦"，讲足阳明筋循行时未言足阳明与眼眦有连属。且笔者在讲足阳明筋循行时，讲到足阳明筋"下结于鼻，上合于太阳"一句时，说该句的解剖实质为"鼻肌通过其横部与在上的降眉间肌（足太阳经筋的解剖成分）相连；提上唇鼻翼肌与眼轮匝肌眶部相连，从而合足太阳"是在内眦周围而非手太阳筋所连属的外眦。故"眦急不能卒视"疑专指手太阳之筋病而言。

若此句语序没有问题，则有以下三点我们当注意。

其一，此句讲足阳明、手太阳的筋肉拘急会导致口㖞眼斜，目眦拘急。这对前文部分内容是很好的佐证。前文讲到"颊筋"时，对"颊筋"解释为颊部的筋，并没有讲颊筋具体为哪块筋肉。原因前文也有说明，是因为可以导致口眼㖞斜的颊部筋肉很多，不能将颊筋具体到哪块肌肉。此句更是把口眼㖞斜的原因扩展到足阳明筋、手太阳筋两条筋肉上，更不仅局限于足阳明筋所属的面部肌肉上。于此，对前文未具体指明颊筋为何，是一个很好的佐证。

其二，此句讲"眦急不能卒视"，其中的"急"当释为拘急。原因如下。"眦急"与前面的额"筋急"相对，"筋急"中的"急"当释为拘急，则"眦急"中的"急"亦当释为拘急。原文手太阳经筋主病"目瞑，良久乃得视"前后的文义皆是讲手太阳之筋拘急时的相关症状，则"目瞑，良久乃得视"亦当为筋肉拘急时的症状。足阳明之筋主病讲"急者目不合。热则筋纵目不开"，所以，"眦急不能卒视"中的"急"当释为拘急。"眦急不能卒视"的真正的含义似乎应是，眼角的筋肉拘急会导致目不合，不能马上看东西，要闭目许久才能看。

其三，此句讲足阳明之筋主病所记载的治疗方法可以用来治疗足阳明筋、手太阳筋拘急所导致的口眼㖞斜。那么我们扩展一下，这种治疗方法可否用来治疗其他筋因寒热引起的筋肉拘急、弛缓的问题呢？

若此句语序有问题，则有以下两点我们要注意。

其一，"眦急不能卒视"为手太阳之筋为病所导致的症状，则主病部分所说的"目暝，良久乃得视"的句读当为"目暝良久，乃得视"，意思是闭目许久才能看东西。

其二，足阳明筋的"筋急"和手太阳筋的"眦急"都可以用足阳明筋主病中的方法治疗，同上文其三。

四、经筋篇应用

1. 经筋指导用药

传统中医运用四诊合参的方法来收集信息,《难经·六十一难》曰:"望而知之谓之神,闻而知之谓之圣,问而知之谓之工,切脉而知之谓之巧。"[①]望诊往往环顾了当前的身体状态,如面色、表情、体态、行动、肌肤身体等,可以说是诊视刻下全部的身体表现。听声音闻气味则可以看出体内循环、呼吸、代谢等大体概况。有些症状并不在就诊时出现,而且病情起因发展等都需要医生通过询问进行判断。切脉之法则是从细微的体征中提取身体的信息变化,想做到是有一定困难的。这种方法对于医生敏锐程度的要求尤高,通过切诊得出诊断结论的人往往手指敏感、手法纯熟。切诊很多时候也不局限于寸口,往往还会根据需要,详查各经脉口、三部九候,还包括一些体征、病理征的按寻。明代缪希雍就记录过在与现代墨菲征相同部位按

---

① 丹波元简 . 素问识·素问绍识·灵枢识·难经疏证[M]. 北京:人民卫生出版社,1984:1011.

压用于诊断。

经筋作为中医解剖结构的一部分，在不同病因病机的作用下产生不同的病理变化。经筋病症是一种体征，就像脉象、舌象一样。中医重视四诊合参，因而用经筋诊病的过程中须与其他症状体征相整合才可得出结果，切不可见某经筋病就认定某经不利，须有充足的证据佐证方可得出合理的结论。经筋不但在诊断治疗上有指导意义，还可以来预估病情的转归。如《素问·热论》载："十二日厥阴病衰，囊纵，少腹微下，大气皆去，病人精神爽慧也。"[1] 足厥阴经筋"结于阴器，络诸筋"[2]，阴器松弛提示经筋恢复柔韧，疾病治疗良好。有的经筋状态则提示预后不佳，如《伤寒论》载："病胁下素有痞，连在脐傍，痛引少腹，入阴筋者，此名脏结，死。"[3]

十二经筋是根据各自的联动与延续性划分。《灵枢·经筋》曰："经筋之病，寒则筋急，热则筋弛纵不收，阴萎不用。阳急则反折，阴急则俯不伸。焠刺者，刺寒急也，热则筋纵不收，无用燔针。"[4] 可以看出，针灸治疗经筋病主要以寒热为纲，寒导致的筋急与热导致的筋纵是针灸的适应症。实际上，筋急未必由于寒，筋纵也不全然是热。《伤寒论·辨脉法》中提出

① 田代华.黄帝内经素问［M］.北京：人民卫生出版社，2005：63.

② 田代华，刘更生.灵枢经［M］.北京：人民卫生出版社，2005：47.

③ 张仲景.伤寒论［M］.钱超尘，郝万山，整理.北京：人民卫生出版社，2005：63.

④ 田代华，刘更生.灵枢经［M］.北京：人民卫生出版社，2005：49.

"阳脉微，阴脉弱者，则血虚，血虚则筋急也"。[①] 筋急的成因不是由于寒，而是由于虚损。此时若见经筋拘挛而加以燔针劫刺，非但不能缓解病症，反而更添新症，"荣气微者，加烧针，则血流不行，更发热而躁烦也。"[②] 中药在不宜针刺的情况下反有奇效。

临床上，涉及经筋的症状有很多，张仲景对此也多有论述。有些症状波及整条经筋如痉病，有些症状出现在局部，如张仲景所述结胸病心下硬。有些症状明确对应某经筋的主症，如《伤寒例》载："尺寸俱微缓者，厥阴受病病，当六七日发。以其脉循阴器络于肝，故烦满而囊缩。"[③] 因为足厥阴经筋"结于阴器，络诸筋"。有些比较难以判断性质的症状，如"脚挛急"。拘挛、强直、痞鞕、转筋、疝、痿软、掣痛不得屈伸、不得俯仰等描述与经筋的关系较为密切。在与患者交流的过程中可以通过患者的描述得到信息，也可以通过触摸按压进行确认。

中药治疗上主要分为三种思路。第一种思路是从病因病机治疗。如因寒而致"掣痛不得屈伸"[④] 多以附子之辛温治疗"癥坚积聚，血瘕，寒湿踒躄拘挛，膝痛不能行步"（见《本经》）[⑤]。若

① 张仲景.伤寒论［M］.钱超尘，郝万山，整理.北京：人民卫生出版社，2005：3.
② 张仲景.伤寒论［M］.钱超尘，郝万山，整理.北京：人民卫生出版社，2005：3.
③ 张仲景.伤寒论［M］.钱超尘，郝万山，整理.北京：人民卫生出版社，2005：20.
④ 张仲景撰.金匮要略［M］.何任，何若萍，整理.北京：人民卫生出版社，2005：10.
⑤ 森立之.神农本草经［M］.北京：北京科学技术出版社，2016：69.

因虚出现"胫尚微拘急"①，则"重与芍药甘草汤，尔乃胫伸。"②第二种是分经论治法。当明确涉及某条经筋的时候，在寒热虚实的基础上以治疗本经的方剂为底方可以提高治疗效率直达病所，如痉病的治疗。第三种则是从解剖层次论治。经筋本质上是人体连续着的筋膜与肌肉组织。《素问·痿论》载："肝主身之筋膜，脾主身之肌肉。"③《灵枢·本藏》载："脾合胃，胃者，肉其应。"④从肝与脾胃论治也是治疗经筋病的常见方法，用药上多选择与之相关的桂枝、白术、芍药、大黄等。也有经筋病可以纯以舒筋之药对症治疗，如《金匮要略》载："转筋之为病，其人臂脚直，脉上下行，微弦，转筋入腹者，鸡屎白散主之。"⑤其中鸡屎白功在舒筋，属于单味药物治疗单病。三种治疗思路都是以寒热虚实为纲，具体情况具体分析。能判断所属经筋的情况往往可以通过分经用药，难以辨别所属经筋的情况下从肝脾胃论治较多见。

痉病的用药思路属于经筋分经用药的体现。痉病从症状表现上分为刚痉与柔痉，但从部位上则主要分为两大类，一是背部症

———————————

① 张仲景.伤寒论［M］.钱超尘，郝万山，整理.北京：人民卫生出版社，2005：31.

② 张仲景.伤寒论［M］.钱超尘，郝万山，整理.北京：人民卫生出版社，2005：31.

③ 田代华.黄帝内经素问［M］.北京：人民卫生出版社，2005：87.

④ 田代华，刘更生.灵枢经［M］.北京：人民卫生出版社，2005：99.

⑤ 张仲景.金匮要略［M］.何任，何若萍，整理.北京：人民卫生出版社，2005：73.

四、经筋篇应用

状，一是腹部症状。其中"颈项强急"①、"背反张"②与足太阳经筋病所言"膕挛，脊反折，项筋急"③极其相似。症状几乎涉及整条参与构成足太阳经筋循行的解剖结构，可能包含足太阳经筋的头半棘肌、颈阔肌和头、颈、胸最长肌，以及足太阳与足少阳并走的胸锁乳突肌，还可能包括手太阳循行所过的头夹肌等。痉病"脉沉而细"④，是由于"太阳病，发汗太多"⑤，致荣血不足而太阳经筋急。"阳急则反折"⑥，进而出现背反张、颈项强急等症状。从处方上来看，不论是栝楼桂枝汤还是葛根汤，都是以太阳病主方桂枝汤为底方而进行加减。《神农本草经》载楼根："味苦寒。治消渴，身热，烦满，大热，补虚安中，续绝伤"⑦。《本经》载葛根"味甘平。治消渴，身大热，呕吐，诸痹，起阴气"⑧。痉病之成是因为发汗过多热伤津血，栝楼根、葛根二药都可以补充津液从而缓解筋急。若不辨虚实寒热见筋急就以燔针劫刺则谬。

痉病症状与太阳经全然不同，实证偏多。《金匮要略》载："痉为病，胸满口噤，卧不着席，脚挛急，必齘齿，可与大承

① 张仲景.金匮要略［M］.何任，何若萍，整理.北京：人民卫生出版社，2005：6.
② 张仲景.金匮要略［M］.何任，何若萍，整理.北京：人民卫生出版社，2005：6.
③ 田代华，刘更生.灵枢经［M］.北京：人民卫生出版社，2005：45.
④ 张仲景.金匮要略［M］.何任，何若萍，整理.北京：人民卫生出版社，2005：6.
⑤ 张仲景.金匮要略［M］.何任，何若萍，整理.北京：人民卫生出版社，2005：6.
⑥ 田代华，刘更生.灵枢经［M］.北京：人民卫生出版社，2005：49.
⑦ 森立之.神农本草经［M］.北京：北京科学技术出版社，2016：41.
⑧ 森立之.神农本草经［M］.北京：北京科学技术出版社，2016：41.

气汤"①。这一则条文症状均出现在人体的前面，涉及口唇、牙齿、胸腹、小腿等多处。《素问·金匮真言论》载："言人身之阴阳，则背为阳，腹为阴。"②与角弓反张不同，这里呈现"阴急则俯不伸"③的状态。《伤寒论》明确提出"太阳病，若发汗、若下、若利小便，此亡津液，胃中干燥，因转属阳明"。本条痉病正是因太阳病发汗过多，亡津液，进而引起阳明经筋所过趾长伸肌腱、胫骨前肌、腓骨短肌、腹直肌、肋间外肌、颈阔肌、口轮匝肌等处出现筋急。阳明多气多血，荣血当充足，阳明经筋紧张拘挛实际是因为热气有余，治法上一则泻热，二则速通血络加速气血供应，因而以大黄"下淤血，血闭，寒热，破癥瘕积聚，留饮宿食，荡涤肠胃，推陈致新，通利水谷，调中化食"（见《本经》）④，既可通腑泻热，又可活血。芒硝"破留血……通经脉，利大小便及月水"⑤（见《名医别录》），与大黄之功相类。二者配伍，相得益彰，为治疗阳明经筋热结的要药。

若热气下陷未波及整条阳明经筋，只陷到心下，如《伤寒论》载："阳气内陷，心下因鞕，则为结胸，大陷胸汤主之"⑥"病发于阳，而反下之，热入因作结胸；……所以成结胸者，以下之

① 张仲景.金匮要略［M］.何任，何若萍，整理.北京：人民卫生出版社，2005：7.
② 田代华.黄帝内经素问［M］.北京：人民卫生出版社，2005：7.
③ 田代华，刘更生.灵枢经［M］.北京：人民卫生出版社，2005：40.
④ 森立之.神农本草经［M］.北京：北京科学技术出版社，2016：64.
⑤ 陶弘景.名医别录（辑校本）［M］.尚志钧，辑校.北京：中国中医药出版社，2013：7.
⑥ 张仲景.伤寒论［M］.钱超尘，郝万山，整理.北京：人民卫生出版社，2005：56.

太早故也。结胸者，项亦强，如柔痉状，下之则和，宜大陷胸丸。"[①] 结胸病与柔痉有重叠的体征，本该随阳明经筋下至脚成阳明痉，但表现为"结胸热实，脉沉而紧，心下痛，按之石硬"[②]。其原因应是胸膈以下阳明之外津液过剩，阻挡热气，热气下陷至腹与足，用药主以大黄、芒硝、甘遂。其中大黄、芒硝用同痉病；甘遂味苦寒，"治大腹疝瘕，腹满，面目浮肿，留饮宿食，破癥坚积聚，利水谷道"[③]，下有余之水，并"散膀胱留热……热气肿满"[④]，以去胸膈以下大腹之中与热相结之风水。

　　心下硬是结胸病的主要指征，但是要成结胸，须满足两个条件：第一是热气下陷于阳明经筋，第二是大腹是否有留饮。有的经筋病因力的作用也可出现心下硬的症状，如《伤寒论》载："太阳少阳并病，心下硬，颈项强而眩者，当刺大椎、肺俞、肝俞，慎勿下之。"[⑤] 胸锁乳突肌是足太阳少阳二者并走，足太阳的背阔肌深筋膜与足少阳腹深筋膜浅层相连，心下硬是提拉导致胸肌筋膜浅层移行腹壁紧绷而形成的。腹中并无疝瘕积聚，也无留饮宿食，不属于结胸，因而不可用下法，且不见明显虚损，故选用针刺治疗。在临床上，虚实寒热与经筋部位的鉴别是诊断的关键。

① 张仲景.伤寒论［M］.钱超尘，郝万山，整理.北京：人民卫生出版社，2005：55.

② 张仲景.伤寒论［M］.钱超尘，郝万山，整理.北京：人民卫生出版社，2005：56.

③ 森立之.神农本草经［M］.北京：北京科学技术出版社，2016：65.

④ 陶弘景.名医别录（辑校本）［M］.尚志钧，辑校.北京：中国中医药出版社，2013：183

⑤ 张仲景.伤寒论［M］.钱超尘，郝万山，整理.北京：人民卫生出版社，2005：58

经筋挛急多因寒，在腹部往往由饮食生冷导致，为寒疝，为腹满。其中寒疝可以说是经筋最相关的症状。寒病用药与热结不同，以温散为主，常用干姜、附子等。比如《金匮要略·腹满寒疝宿食病脉证治》载大建中汤证："腹中寒，上冲皮起，出见有头足，上下痛而不可触近。"[①] 其与腹直肌痉挛所形成的类似两支管状物并列排放的形态基本吻合，即足阳明经筋拘急。从病因病机上来说，腹直肌痉挛多由于寒凉或过度劳累导致。张仲景以蜀椒、干姜味辛温，温中散寒，人参、胶饴补虚乏，双管齐下，直中病因。用药的思路与经筋寒急思路不谋而合。以燔针劫刺足阳明经筋，直接松解腹直肌，或可对其寒急有所帮助，但无法处理病人气血不足，无气可调的困境，因而用针不及用药。《黄帝内经》言："阴阳形气俱不足，勿取以针，而调以甘药也"（出《灵枢·邪气藏府病形》)[②]，张仲景用大剂胶饴符合经言。

同为寒疝，《外台秘要》乌头汤："治寒疝腹中绞痛，贼风入攻五脏，拘急不得转侧，发作有时，使人阴缩，手足厥逆。"[③] 从使人阴缩的症状上来看属于足厥阴之筋主病，即"伤于寒则阴缩入"[④]。治法治则与足阳明疝相同，一则以辛温散寒，一则以甘药补虚。因病下至宗筋，寒厥严重，故以辛温大热之乌头浑雄之力

① 张仲景.金匮要略［M］.何任，何若萍，整理.北京：人民卫生出版社，2005：35.
② 田代华，刘更生.灵枢经［M］.北京：人民卫生出版社，2005：15.
③ 张仲景.金匮要略［M］.何任，何若萍，整理.北京：人民卫生出版社，2005：37.
④ 田代华，刘更生.灵枢经［M］.北京：人民卫生出版社，2005：47.

迅速"除寒湿痹……破积聚"（见《本经》）[①]。除乌头之外，附子也多用于筋挛急之寒症，附子之力达周身四肢，不需再以他药引经。

有些寒疝症状不似大建中汤症剧烈，表现为疼痛绵绵，劳则加重，以《金匮要略》当归生姜羊肉汤之症为例，"寒疝腹中痛，及胁痛里急者，当归生姜羊肉汤主之"。[②] 与胁肋、腹相关的经筋有足少阳腹深筋膜浅层和腹外斜肌部分相关肌肉、足阳明腹内斜肌最下部构成提睾肌的部分、肋间外膜、部分腹外斜肌和肋间外肌、腹直肌、足太阴腹横肌。如果不实际进行腹诊很难准确判断寒疝是哪一经筋所致。《灵枢》中也言诸经之疝有足阳明之筋病，癫疝，腹筋急；足太阴之筋病，阴器纽痛，下引脐、两胁痛；足厥阴之经筋病，阴器不用。有些时候比较难以区分其所在具体经筋，或者其中涉及的经筋有多层，因而从治疗上来说虽不从经治，而从虚实论治，即以血肉有情之品羊肉补虚散寒，以大量生姜散寒，当归补血气，纯是温补法，血气充足寒气消散则可以软化筋，使之柔，则寒疝之症可愈。

总体上，经筋治疗注重寒热虚实，寒则热之，热则寒之，虚则补之，实则泻之。其虚实寒热源自气血津液的变化，因而在治疗过程中须注重人体自身的物质基础，并与十二经气血状态互参，从而有效用药。经筋变化当与其他症状体征互参，不可孤立用药。同一症状可以由不同经筋所致，当详查病机，因病制宜，

---

① 森立之.神农本草经［M］.北京：北京科学技术出版社，2016：69.

② 张仲景.金匮要略［M］.何任，何若萍，整理.北京：人民卫生出版社，2005：36.

根据具体情况选择治疗手段。

2. 经筋导引针推法

《灵枢·经筋》所载"治在燔针劫刺，以知为度，以痛为腧"，为经筋病拘缓症状的局部治疗原则。而对于某条经筋整体上出现问题的情况，"燔针劫刺""以痛为腧"的治法和取穴原则显然是不太方便使用的；对于胸、背、缺盆等针刺危险区域出现的经筋病，"燔针劫刺""以痛为腧"亦存在一定的危险性。为了加强经筋病针刺治疗的安全性、便捷性，笔者结合临床经验，总结出此法，名之为"经筋导引针推法"。经筋导引针推法是指以经筋理论为诊断取穴原理，融合了导引术的针刺推拿法，适用于经筋病的治疗。本书对经筋循行的解剖实质做了详细的讲解，可作为临床诊断上的依据。又，《黄帝内经》言"在筋治筋"，本经筋导引针推法操作的层面亦在筋上。

除拘缓的主症外，痛症亦是经筋病一个普遍而明显的症状。今以痛证为例，说明经筋病的针刺、推拿、导引结合治疗方法。

（1）腕痛

手太阳腕痛

针刺法：针患侧小指第1节指骨底内侧小指展肌旁，后行导引法。针肱骨内上髁与鹰嘴之间，肱骨内上髁的后下方，尺侧腕屈肌旁，后行导引法。

推拿法：捻揉松解指浅屈肌腱，后行导引法。

导引法：患侧腕关节伸屈各三次，转手腕三次。

手少阳腕痛

针刺法：针患侧无名指背侧中节指骨指伸肌肌腱上，后行导引法；或针肱骨外上髁指伸肌起点上。

推拿法：食指、拇指夹持患侧无名指中节指骨，捻揉松解指伸肌腱，后行导引法。

导引法：患侧腕关节伸屈各三次。

手阳明腕痛

针刺法：针患侧食指背侧中节指骨指伸肌肌腱上，后行导引法；或针肱骨外上髁指伸肌起点上。

推拿法：食指、拇指夹持患侧食指中节指骨，捻揉松解指伸肌腱，后行导引法。

导引法：患侧腕关节伸屈各三次。

手太阴腕痛

针刺法：从拇指近节指骨，近虎口一边进针，针向拇指的掌侧，针拇长屈肌腱，后行导引法。

导引法：患侧腕关节伸屈各三次。

手少阴腕痛

针刺法：针患侧中指掌侧指深屈肌腱上（注意避开关节）。

导引法：活动患侧小指掌指关节。伸屈患侧腕关节各三次。

手心主腕痛

针刺法：针患侧中指掌侧指深屈肌腱上（注意避开关节）。

导引法：活动患侧中指掌指关节，伸屈患侧腕关节各三次。

（2）肩关节周围炎（凝肩）

手太阳凝肩

针法：针患侧后溪。

导引法：患侧上肢下垂贴于裤缝，保持伸直状态，经身体前侧向上，大臂贴耳，向后回到体侧，做大回环，如是三次。

手少阳凝肩

针法：针患侧中渚。

导引法：患侧上肢下垂贴于裤缝，保持伸直状态，经身体前侧向上，大臂贴耳，向后回到体侧，做大回环，如是三次。

手阳明凝肩

针法：针外劳宫。

导引法：患侧上肢下垂贴于裤缝，保持伸直状态，经身体前侧向上，大臂贴耳，向后回到体侧，做大回环，如是三次。

（3）胸痛

足太阳胸痛

针刺法：患者坐位，膝关节弯曲呈钝角，躯干与大腿呈直角。针委中，行导引法。

推拿法：松解胸大肌锁骨部起止点，后行导引法，如是反复，直至症状解除。也可以向上推按胸大肌锁骨部的相关肌束。

导引法：双臂向前平伸，掌心相对，双手五指相叉，翻掌，掌心向前，举臂至贴耳，掌心向天。由掌依次带动双臂、双肩、胸、腰转动，左病左转，右病右转。转的过程中，掌心始终向天，身体中轴线始终与地面垂直。转的同时吸气，转至最大幅度时，吸气至自大限度，憋气保持 3～5 秒，后呼气，恢复。如是三次。

足阳明胸痛

针刺法：触诊下颌底下缘，指下当有条索状或结节状触感，针条索或结节的边缘，左右转头，后行导引法。

推拿法：沿肋骨缝隙，自胸骨向后推按，指下当有条索状或结节状触感。再以大拇指指腹沿胸骨自下而上推按肋间外膜所在区域。

导引法：患者呈站立位或坐位。抬臂至耳侧左病抬左臂，右病抬右臂，在抬臂的过程中吸气。屏住呼吸，振臂三次，后放松呼气。

足少阳胸痛

推拿法：沿胸大肌肌束走向，自胸骨向肱骨大结节嵴推按。沿与胸大肌肌束垂直方向，向上推按胸大肌。

导引法：患者呈站立位，双臂自然下垂贴于体侧。左病抬左上肢，右病抬右上肢，作大回环，速度要慢，幅度要大。在抬举前臂经体前、耳侧至身后上方 45° 的过程中吸气，之后在前臂回至体侧的过程中呼气。如是三次。

足太阴胸痛

针刺法：针血海，行导引法。

导引法：患者呈坐位，腹式呼吸吸气，吸气过程中弯腰，双手从大腿下相抱，下巴贴于胸骨，闭气片刻，呼气，体位不变，再行三次呼吸。

手太阴胸痛

针刺法：针太渊。

导引法：患侧上肢上举贴耳，向对侧作振臂运动三次；再双臂外展与驱赶呈90°至120°，曲肘，做扩胸运动三次，如是反复。

手心主胸痛

针刺法：针患侧曲泽。《针灸大成》载曲泽"肘内廉陷中，大筋内侧横纹中动脉是"。"大筋内侧动脉"指的是肱动脉。《针灸大成》以肱二头肌肌腱内侧，肘横纹肱动脉搏动处为曲泽穴的定位。我们从曲泽进针，针尖抵至肱肌表面，不可进针过深刺入肱肌。

导引法：振臂运动：患侧上肢伸直从胸前举起至贴于耳侧，在此过程中吸气至最大限度；后向后振臂，同时呼气，呼气要迅速。反复三次。

（4）背痛

手阳明背痛

针刺法：针曲泽，针尖抵至肱二头肌腱。

导引法：

1. 针患侧曲泽如前法。患侧上肢下垂贴于裤缝，保持伸直状态，经身体前侧向上，大臂贴耳，向后回到体侧，作大回环。如是三次。

2. 针患侧曲泽如前法。上肢伸直贴于裤缝，肩关节外展，至贴耳。如是反复三次。

3.针患侧曲泽如前法。患者呈端坐位，上肢伸直，自然下垂，向对侧前上方摆臂，于最大限度时，停留并自主牵引片刻，呼吸一次，恢复。如是三次。

手太阳背痛

针刺法：针患侧后溪。从后溪进针，针小指展肌，不可进针过深，针尖抵止于小指展肌表面即可。

导引法：

1.患侧上肢伸直贴于裤缝，肩关节外展，使大臂贴耳。如是反复三次。

2.患侧上肢伸直自然下垂贴于裤缝，身体及上肢不动，患侧做肩绕环动作三次。

足太阳背痛

针刺法：针风池。

导引法：

1.患者呈坐位，挺胸叉腰目视前方，腰以下不动，腰带动上半身转向一侧，于最大限度保持片刻，并呼吸一次，再反向，做上述动作。如是反复三次。

2.患者跨立，挺胸，目视前方，做体侧运动三次。

足少阴背痛

针刺法：针阴谷。

导引法：

1.患者呈坐位，双手交叉于脑后，抱头，两肘内收，腰部不动，尽量以肘尖触碰腹部，于最大限度保持片刻，呼吸一次后，恢复。如是反复三次。

2.患者呈坐位，双手交叉于脑后，抱头，两肘尖向外。腰以下不动，以头及上肢带动上半身向一侧转动，于最大限度时保持，并呼吸一次。再转向另一侧，做上述动作，如是反复三次。

（5）腰痛

足太阳腰痛

针刺法：针委阳。

导引法：患者取坐位。要求椅子稍高，使膝关节呈90°以上，大腿分开约60°。针委阳穴如前法。腰部带动身体前倾至最大限度，拉伸并保持片刻后慢慢恢复，如此反复三次。

微行针，患者仍取坐位，双手叉腰，大腿并拢，腰部挺直。以腰部带动上半身向左转，转至最大限度停顿片刻，并吸气、呼气一次；然后缓缓将身体向右转，转至最大限度，停顿片刻，并呼吸一次，如此反复三次。

足少阴腰痛

腰部涉及的足少阴筋有二，一为"循脊内夹膂"的一支，其解剖结构为腰大肌；一为"循脊内夹膂"一段与"上至项，结于枕骨，与足太阳之筋合"一段相连接的部分，其解剖结构为多裂肌。

针刺法：针太溪。《针灸大成》载太溪穴的定位为"足内踝后五分，跟骨动脉陷中"。可知该穴是以太溪脉（胫后动脉）定位的。胫后动脉前方皮下有两条肌腱，靠近内踝尖的是胫骨后肌腱，在胫骨后肌腱与胫后动脉之间的是趾长屈肌腱。针太溪治疗少阴腰痛，实际刺的是趾长屈肌腱。临床操作的时候从太溪进针，破皮后针尖稍转向前即可。

导引法：患者仰卧于推拿床上，针太溪如上法。两腿伸直，髋关节前屈至90度，保持双腿伸直，向两侧分开双腿至最大限度；再并拢双腿，伸髋关节，将双腿缓缓放下至床面，如此反复三次。

微行针，调整针尖方向，仍针于趾长屈肌腱上。患者坐位叉腰，以腰带动上半身旋左旋右至最大限度，停顿片刻。要求过程要缓慢，不可用暴力，反复三次。

微行针，调整针尖方向，患者仍采取坐位叉腰的体位侧身弯腰，以右肘尖触碰左膝，停顿片刻后恢复；再以左肘尖触碰右膝，停顿片刻后恢复，如此反复三次。

足太阴腰痛

针刺法：针胫骨后肌肌腱。于内踝尖上一寸许按寻胫骨，向后依次可摸到一凹陷及两条肌腱，与胫骨毗邻的肌腱即是胫骨后肌腱。针刺凹陷处，进针一寸许，针尖斜向胫骨后肌腱，针尖抵至胫骨后肌腱即可。

导引法：患者坐位叉腰，进针如上法，以腰带动上半身旋左旋右至最大限度，停顿片刻。要求过程要缓慢，不可用暴力，反复三次。

微行针，调整针尖方向，患者仍采取坐位叉腰的体位侧身弯腰，尽力以右肘尖触碰左膝，到最大限度后停顿片刻，呼吸一次，然后恢复；再尽力左肘尖触碰右膝，到最大限度后停顿片刻，呼吸一次，然后恢复，如此反复三次。

（6）膝痛

足太阳膝痛

针刺法：针地五会、昆仑、申脉

导引法：针患侧地五会、昆仑、申脉。患者坐位，做伸膝、屈膝动作，反复三次。

足少阳膝痛

针刺法：针光明

导引法：针患侧光明。患者坐位，作伸膝、屈膝动作，反复三次。

足阳明膝痛

针刺法：针陷谷、足三里。

导引法：针患侧陷谷、足三里。患者坐位，做伸膝、屈膝动作，反复三次。

足太阴膝痛

针刺法：针太白。

导引法：针患侧太白。患者坐位，做伸膝、屈膝动作，反复三次。

足少阴膝痛

针刺法：针太溪。

导引法：针患侧太溪。患者坐位，做伸膝、屈膝动作，反复三次。

足厥阴膝痛

针刺法：针曲泉。

导引法：针患侧曲泉。患者坐位，做伸膝、屈膝动作，反复三次。

（7）踝痛

足太阳踝痛

针刺法：针地五会、阳陵泉、承山。

导引法：内旋、外旋踝关节各三次。

足少阳踝痛

针刺法：针分布至小趾次趾的趾短伸肌腱。

导引法：内旋、外旋踝关节各三次。

足阳明踝痛

针刺法：针陷谷、足三里。

导引法：内旋、外旋踝关节各三次。

足太阴踝痛

针刺法：针太白。

导引法：内旋、外旋踝关节各三次。

足少阴踝痛

针刺法：针太溪。

导引法：内旋、外旋踝关节各三次。

足厥阴踝痛

针刺法：针行间。

导引法：内旋、外旋踝关节各三次。

附：经筋循行速查简表

足太阳之筋

原文	解剖实质	起点	止点
起于足小指，上结于踝，邪上结于膝	小趾趾长伸肌腱和相关趾长伸肌肌纤维	趾长伸肌起自腓骨前嵴、胫骨上端和小腿深筋膜	内侧四腱分别止于 2～5 趾的末节趾骨及中节趾骨的基底部的背面
其下循足外踝，结于踵	腓骨长肌	腓骨头、腓骨上 2/3 的外侧面和小腿深筋膜	内侧楔骨和第 1 跖骨基底部跖侧面的外侧
上循膝	伸肌下支持带	位于踝关节的前方和足背，呈丁字形，由三束构成。外侧束附着于跟骨前部上面；内侧上束附着于内踝的前缘，与足底腱膜相续	内侧束向下越过内踝，后下方附着足内侧
	腓骨肌下支持带	位于跟骨外侧面，前上方续于伸肌下支持带的外侧束，后下方附着于跟骨前部的外侧面。跟腱抵止于跟骨结节	
	部分跟骨外侧面骨膜		

146

足太阳之筋

原文	解剖实质	起点	止点
结于腘	跖肌	股骨外上髁及膝关节囊	跟骨
其别者，结于踹外，上腘中内廉，与腘中并	腓肠肌外侧头	腓肠肌内侧头起自股骨内上髁，外侧头起自股骨外上髁	跟骨结节
上结于臀	股二头肌长头	坐骨结节	腓骨头
上挟脊，上项	头最长肌	上4或5个胸椎横突，下3或4个颈椎的下关节突	乳突后缘的上方
	颈最长肌	上4或5个胸椎横突	第2～6颈椎横突的后结节
	胸最长肌	竖脊肌总腱、腰椎横突和副突的后面及胸腰筋膜的中层	全部胸椎横突的尖端、下9或10肋的肋角和肋结节的肋骨
其支者，别入结于舌本	二腹肌（后腹）	前腹：下颌骨二腹肌窝；后腹：乳突切记	中间腱附着舌骨体
其直者，结于枕骨	头半棘肌	上6或7个胸椎横突的尖端，及第4～6颈椎的关节突，有时还部分起自第7颈椎和第1胸椎的棘突	枕骨上下项线间的内侧部

续表

足太阳之筋

原文	解剖实质	起点	止点
上头，下颜，结于鼻	枕额肌	额膜：帽状腱膜 枕膜：枕骨上项线外侧半和乳突部上面	额膜：眉部皮肤，眼轮匝肌 枕膜：帽状腱膜
	降眉间肌	鼻骨下缘和侧鼻软骨上缘的筋膜	额下部的眉间皮肤深层
其支者，为上网下结于頄	眼轮匝肌眶部	睑内侧韧带及周围的骨性部	止于外眦处皮肤，部分肌纤维移行于邻近诸肌
其支者，从腋后外廉，结于肩髃	背阔肌	下6个胸椎棘突、全部腰椎棘突、骶正中嵴、髂嵴外侧唇后1/3，下3~4个肋骨外面，小部分肌纤维起自肩胛骨下角背面。	肱骨小结节嵴
其支者，入腋下，上出缺盆，上结于完骨	胸大肌锁骨部	锁骨内侧1/2的前面	锁骨内侧1/2的前面
	胸锁乳突肌	胸骨柄前面和锁骨的胸骨端	乳突外侧面及上项线的外侧部
其支者，出缺盆，邪上出于頄	颈阔肌	胸大肌三角肌筋膜	下颌骨的下颌底和口角，后部肌纤维移行于腮腺咬肌筋膜和部分面部肌肉表面

足少阳之筋

原文	解剖实质	起点	止点
足少阳之筋，起于小指次指，上结于外踝	趾短伸肌	跟骨前端的上面和外侧面及伸肌下支持带	第2至第4趾的趾背腱膜
上循胫外廉，结于膝外廉	外侧鞘	髂嵴外唇	胫骨外侧髁
其支者，别起外辅骨，上走髀，前者结于伏兔之上，后者结于尻	髂胫束（狭义）	髂嵴外唇	胫骨外侧髁
其直者，上乘䏚季胁，上走腋前廉，系于膺乳，结于缺盆	（广义）胸肌筋膜浅层	腹深筋膜浅层向上和胸肌筋膜浅层及背阔肌表面的深筋膜相连，向下覆盖腹直肌鞘，向下附着于腹股沟韧带及髂嵴外唇。	浅层覆盖胸大肌，向上附着于锁骨骨膜，向下移行于胸骨表面与胸骨膜相融合，向内移行于胸骨表面与胸骨膜相连
直者，上出腋，贯缺盆，出太阳之前	胸锁乳突肌	胸骨柄前面、锁骨的胸骨端	乳突外侧面、上项线外侧部
循耳后，上额角，交巅上	颞筋膜浅层	浅层沿颞上线起自帽状腱膜，其浅面在额弓处与帽状腱膜愈合	
下走颔，上结于頄	咬肌	浅部纤维借咬肌腱起自颧弓的2/3，深部纤维以肌性起始于颧弓后1/3及其内侧面	下颌支外面的咬肌粗隆
支者，结于目眦为外维	眼轮匝肌眶部上方肌纤维	睑内韧带及其周围骨性部	外眼角周围皮肤和临近诸肌

足阳明之筋

原文	解剖实质	起点	止点
起于中三指，结于跗上，邪外上加于辅骨，上结于膝外廉	分布至第2～4趾的趾长伸肌腱和其相关的肌纤维	趾长伸肌起自腓骨前嵴、胫骨上端和小腿深筋膜	内侧四腱分别止于第2～5趾的末节趾骨及中节趾骨的基底部的背面。
直上结于髀枢	股外侧肌	股骨粗线的外唇、大转子前缘和下缘、转子间线的上部和外侧肌间隔	胫骨粗隆
上循胁	臀中肌	髂骨背面的臀前线以上、臀后线以前的骨面及髂嵴外唇和阔筋膜	股骨大转子尖端的上面和外侧面
	部分腹外斜肌肌纤维	第5～12肋骨的外面	后下部的肌纤维止于髂嵴前部的外唇。前上部的肌纤维移行于宽阔的腱膜，手髂前上棘和耻骨梳之间，形成腹股沟韧带
属脊	肋间外肌	上位肋骨下缘内面的肋骨沟下面（第12肋骨除外）	下位肋骨的上缘
	肋提肌	第7颈椎和第1至第11胸椎横突尖	下位肋骨肋结节外侧的肋骨上缘
其直者，上循骭，结于膝	胫骨前肌	胫骨外侧面的上2/3及其邻近的小腿骨间膜和小腿筋膜	止于内侧楔骨及第一跖骨基底部

续表

足阳明之筋

原文	解剖实质	起点	止点
其支者，结于外辅骨，合少阳	腓骨短肌	腓骨外侧面下 2/3 及小腿前、后肌间隔	第 5 跖骨粗隆
其直者，上循伏兔，上结于髀	股直肌	髂前下棘和髋臼上部	髌骨粗隆
聚于阴器	腹内斜肌最下部构成提睾肌的部分	起自胸腰筋膜，髂嵴前部中间线和腹股沟韧带外侧 2/3。此肌后部纤维向前上方，止于第 12、11 及第 10 肋软骨及肋骨的下缘，中部靠近上方的肌纤维（髂前上棘部）水平向内。这两部分肌纤维在半月线附近，移行于腱膜。腱膜分为前后两层，参与腹直肌鞘前后叶的构成，再止于白线。下部的肌纤维（腹股沟韧带部分）经过精索（在女性为子宫圆韧带）的前面移行于腱膜，下缘部的腱膜与腹横肌的腱膜形成联合腱，止于耻骨梳的内侧端及尺骨肾节附近。在男性，腹内斜肌的最下部的肌束随精索进入阴囊，构成提睾肌	
上腹而布	腹直肌	第 5～7 肋软骨的前面和剑突	耻骨上缘及耻骨联合的前面
	腹直肌鞘		
至缺盆而结	肋间外膜		

续表

足阳明之筋

原文	解剖实质		起点	止点
上挟口	颈阔肌		胸大肌和三角肌筋膜	前部的肌纤维止于下颌骨的下颌底和口角，后部的肌纤维移行于腮腺咬肌筋膜和部分面部肌肉
	口轮匝肌		为椭圆形的环形扁肌。肌纤维部分起自下颌骨及下颌骨的切牙窝，部分肌纤维为颊肌、切牙肌、口角肌的延续。其他所有至口周围的肌，皆交错编织于该肌内 起自口角附近的黏膜及皮肤内	部分皮肤、部分肌纤维移行于切牙肌、部分肌纤维移行于口轮匝肌
	降口角肌		起自下颌骨的下缘	见上
合于頄	从颈	颈阔肌	见上	见上
		腮腺咬肌筋膜	上方固定于颧弓，下方在下颌角附近移行于颈部深筋膜（固有筋膜）；前方在咬肌前缘的稍前方，与颊咽筋膜会合；后方固定于乳突及外耳道软骨	口角、鼻翼及鼻唇沟附近的皮肤
	从口	颧大肌	同名骨的前面（即在上颌骨颧突骨接近颧颞缝处）	口角的皮肤和颊黏膜、部分肌纤维移行于口轮匝肌
下结于鼻	提上唇肌部分肌纤维		内侧部起自上颌骨额突的下部 外侧部起自眶下缘至眶下孔之间的部分	上唇，鼻翼及鼻唇沟附近的皮肤
	颧小肌		颧骨	唇

续表

足阳明之筋

原文	解剖实质	起点	止点
上合于太阳	鼻肌	横部：起于上颌骨尖牙及侧切牙的牙槽，翼部：居横部的内侧部，较横部弱小，肌纤维居上，较短，止于鼻翼软骨的外侧面。	在鼻背与对侧者借腱膜相连。
	提上唇鼻翼肌	上颌骨额突	鼻翼肌性部分
太阳为目上冈，阳明为目下冈	眼轮匝肌眶部下方肌纤维	见前	见前
其支者，从颊结于耳前	笑肌	腮腺咬肌筋膜、鼻唇沟附近的皮肤、颈阔肌后部肌束	口角皮肤，并和降口角肌结合

足太阴之筋

原文	解剖实质	起点	止点
起于大指之端内侧，上结于内踝	踇展肌	跟骨结节的内侧及舟骨粗隆、足底腱膜和屈肌支持带	第一趾骨基底部的跖侧
其直者，络于膝内辅骨	胫骨后肌	小腿骨间膜上 2/3 及邻近的胫腓骨背面	舟骨粗隆及内侧、中间和外侧楔骨的基底面

续表

足太阴之筋

原文	解剖实质	起点	止点
上循阴股，结于髀	股内侧肌	股骨粗线的内侧唇和内侧肌间隔	胫骨粗隆
	髌内侧支持带	股内侧肌肌腱及髌底	胫骨上端内侧面
聚于阴器，上腹，结于脐，循腹里，结于肋	腹横肌	起自第 7～12 肋软骨的内面，胸腰筋膜、髂嵴前部的内唇和腹股沟韧带外侧 1/3 肌纤维横向内行	白线 最下部的肌束也参与提睾肌和联合腱的构成
	锥状肌	耻骨上支的前面	白线
散于胸中	膈肌	胸廓下口的周围，前自胸骨剑突，两侧为肋软骨及其相邻的肋骨，后至腰椎、肌纤维向中央移行于中心腱。	
其内者，著于脊	腰方肌	髂嵴后部的内唇，髂腰韧带及下方 3～4 个腰椎横突	第 12 肋骨内侧半下缘，上方 4 个腰椎横突及第 12 胸椎体

足少阴之筋

原文	解剖实质	起点	止点
足少阴之筋，起于小指之下，并足太阴之筋，邪走内踝之下，结于踵	分布至足小趾的趾长屈肌腱	胫骨后面中1/3及小腿固有筋膜深层	第2趾到第5趾末节趾骨的基部
	足底方肌	足底方肌附着于趾长屈肌腱的腓侧缘	
与太阴之筋合，而上结于内辅之下	比目鱼肌	腓骨上端、腓骨头、比目鱼肌腱弓，胫骨比目鱼肌线和胫骨体后面内侧缘中1/3	跟腱
并太阴之筋而上，循阴股	半膜肌	坐骨结节	腘斜韧带，胫骨髁下缘和腘肌筋膜
结于阴器	肛门外括约肌	下部肌束，两侧纤维在肛门的前后方交叉，一部分止于肛门皮下，附着于尾骨尖及其两侧。上部肌束，后方借肛尾韧带缘接肛门内括约肌，并与趾骨生殖肌相混杂	下端大部分附着在会阴中心腱，并与会阴诸肌的纤维混合；后方附着于尿生殖膈的后缘，肌上
	球海绵体肌	浅层：尿道球中心腱；中层：会阴中心腱；深层：环绕尿道球的后部	三层肌纤维均抵止于阴茎海绵体侧及背侧的阴茎筋膜。
	会阴浅横肌	坐骨结节内面的前部	会阴中心腱
循脊内挟膂	腰大肌	第12胸椎体、上四个腰椎体和椎间盘的侧面、全部腰椎横突	股骨小转子

足少阴之筋

原文	解剖实质	起点	止点
上至项，结于枕骨，与足太阳之筋合	胸半棘肌	第 6～10 胸椎的横突，止于第 6 颈椎至第 4 胸椎的棘突	
	颈半棘肌	上 5～6 胸椎的横突	第 2～5 颈椎的棘突
	头半棘肌	上 6 位或 7 位胸椎横突的尖端，及第 4～6 颈椎的关节突，有时还起自第 7 颈椎和第 1 胸椎的棘突	枕骨上、下项线间的内侧部
	多裂肌	骶骨背面、骶髂后韧带、髂后上棘、腰椎乳突、胸椎横突和下位四个颈椎关节突	全部真椎（除寰椎外）的棘突

足厥阴之筋

原文	解剖实质	起点	止点
足厥阴之筋，起于大指之上，上结于内踝之前，上循胫，上结内辅之下	𧿹长伸肌	腓骨内侧面下 2/3 及邻近的骨间膜	𧿹趾末节趾骨基底部的背面

续表

足厥阴之筋

原文	解剖实质	起点	止点
上循阴股，结于阴器，络诸筋	股薄肌	耻骨下支的前面（耻骨联合附近）	胫骨粗隆内侧
	阴茎海绵体（男）	坐骨支和耻骨下支的边缘	阴茎头底部
	阴蒂海绵体（女）	耻骨下支和坐骨下支的骨膜	海绵体中隔

手太阳之筋

原文	解剖实质	起点	止点
手太阳之筋，起于小指之上，结于腕	小指展肌	豌豆骨和豆钩韧带	小指第一指骨底的内侧、小指指背腱膜
上循臂内廉，结于肘内锐骨之后，弹之应小指之上	尺侧腕屈肌	肱头：肱骨内上髁和前臂筋膜；尺头：尺骨鹰嘴内侧缘和尺骨背侧缘上2/3	豌豆骨、豆钩韧带、豆掌韧带
入结于腋下	肱三头肌长头	长头起自肩胛骨的盂下粗隆和肩关节囊的后壁	鹰嘴的上缘和两侧缘

续表

手太阳之筋

原文	解剖实质	起点	止点
其支者，后走腋后廉，上绕肩胛，	大圆肌	肩胛骨外侧缘下部和下角的背面及冈下筋膜	肱骨小结节嵴
	小圆肌	肩胛骨外侧缘的上 2/3 的背面	肱骨大结节的下压迹和肩关节囊
	冈下肌	冈下窝及冈下筋膜	肱骨大结节和关节囊
	菱形肌	下两位颈椎及上四位胸椎棘突	肩胛骨内侧缘的下半部（肩胛冈以下）
循颈出走太阳之前，结于耳后完骨	头夹肌	项韧带的下部（约第 3 颈椎以下）以及第 7 颈椎和上 3 个或 4 个胸椎的棘突及其棘上韧带	乳突的后缘
其支者，入耳中	与外耳道毗邻的腮腺咬肌筋膜		见足太阳之筋
直者，出耳上，下结于颔，上属目外眦	枕额肌	见足太阳之筋	见足太阳之筋

手少阳之筋

原文	解剖实质	起点	止点
手少阳之筋，起于小指次指之端，结于腕中，循臂结于肘	分布至无名指的指伸肌腱和与之相关的指伸肌腱、肌纤维	肱骨外上髁和臂前臂筋膜	行于第 2～5 指的指背腱膜

续表

原文	解剖实质	起点	止点
手少阳之筋			
上绕臑外廉	肱三头肌外侧头	肱骨后面上方外侧、桡神经沟以上，和外侧肌间隔的上部	尺骨鹰嘴的上缘和两侧缘
上肩走颈，合手太阳	三角肌筋膜		
	颈阔肌部分肌纤维	三角肌筋膜、胸大肌筋膜	腮腺咬肌筋膜、下颌骨
	腮腺咬肌筋膜		
其支者，当曲颊入系舌本	茎突舌肌	茎突的前及外侧面、茎突尖和茎突下颌韧带的上端	混入下纵肌、编入舌骨舌肌
其支者，上曲牙，循耳前，属目外眦，上乘颌，结于角	颞筋膜		

原文	解剖实质	起点	止点
手阳明之筋			
手阳明之筋，起于大指次指之端，结于腕，上循臂，上结于肘外	指伸肌腱及相关指伸肌	肱骨外上髁和前臂骨间膜	移行于第2～5指的指背腱膜
上臑结于髃	肱二头肌长头	肩胛骨的盂上粗隆及关节盂的后缘	桡骨粗隆的后部

续表

手阳明之筋

原文	解剖实质	起点	止点
其支者，绕肩胛，挟脊	三角肌	锁骨外侧缘 1/3 的前缘、肩峰外侧缘、肩胛冈下唇和冈下筋膜	肱骨体外侧面的三角肌粗隆
	斜方肌	上项线内 1/3 部、枕外隆凸、项韧带全长、第七颈椎棘突及全部胸椎棘突及其棘上韧带	上部止于锁骨外 1/3 部的后缘及其附近的骨面；中部止于肩峰和肩胛冈上缘的外侧部；下部止于肩胛冈下缘的内侧部
直者，从肩髃上颈	颈阔肌起自肩髃上至颈项的部分肌纤维	胸大肌和三角肌筋膜	止于下颌骨的下颌底和口角，移行于腮腺咬肌筋膜和部分面部肌肉
其支者，上颈，结于頄	咬肌浅部	颧弓前 2/3	咬肌粗隆
	腮腺咬肌筋膜		
直者，上出手太阳之前，上左角，络头，下右颔	咬肌深部	颧弓后 1/3	咬肌粗隆
	腮腺咬肌筋膜、颞筋膜		
	颞顶肌	颞部皮肤、颞筋膜	帽状腱膜

手太阴之筋

原文	解剖实质	起点	止点
手太阴之筋，起于大指之上，循指上行，结于鱼际后，行寸口外侧，上循臂，结肘中	拇长屈肌	桡骨前面中部和临近骨膜，有时有一小肌束起自肱骨内上髁和尺骨	拇指末节指骨基底部的掌侧
上臑内廉，入腋下，出缺盆，结肩前髃	肱二头肌短头	喙突尖	桡骨粗隆的后部和前臂筋膜
上结缺盆，下结胸里，散贯贲，合贲下，抵季胁	胸横肌	剑突及胸骨体下部的内面	第3至6肋骨与肋软骨结合处的后面
	腹横肌	下位6肋软骨内面，胸腰筋膜，髂嵴，腹股沟韧带外1/3	白线，耻骨梳
	膈肌	胸骨部：剑突后面；肋部：下6对肋骨和肋软骨；腰部：上2～3个腰椎，腰大肌表面的腱性组织内侧弓状韧带，腰方肌表面的腱性组织外侧弓状韧带	中心腱

手心主之筋

原文	解剖实质	起点	止点
手心主之筋，起于中指，与太阴之筋并行，结于肘内廉	中指指深屈肌腱和相关关节纤维	尺骨体上2/3的前面、前缘、内侧面和临近的骨间膜	2～5指的末节指骨底的掌侧面

续表

手心主之筋

原文	解剖实质	起点	止点
上臂阴，结腋下	肱肌	肱骨下 1/2 的前面及内外侧面肌间隔	尺骨粗隆和肘关节囊
下散前后挟胁	腋筋膜、胸肌筋膜深层与前锯肌筋膜		
其支者，入腋，散胸中，结于贲	胸内筋膜		
	锁骨下肌	第一肋软骨上面	锁骨肩峰端

手少阴之筋

原文	解剖实质	起点	止点
手少阴之筋，起于小指之内侧，结于锐骨，上结于肘内廉	小指深屈肌腱和与之相关的肌纤维	尺骨体上 2/3 的前面、前缘、内侧面和临近的骨间膜	2～5 指的末节指骨底的掌侧面
	屈肌支持带、屈肌总腱鞘		
上入腋，交太阴	肱三头肌内侧头	肱骨后、桡神经以下骨面及内外两侧肌间隔	尺骨鹰嘴
挟乳里	胸小肌	第 3、4、5 肋骨的前面	肩胛骨喙突
结于胸中，循贲，下系于脐	胸肌筋膜在胸骨柄表面的结合部、白线		

跋

眼前这一生，我想要明明白白地度过。

可是世界有太多的未知，很多事情会出乎意料。比如第二天的天气、路上的交通、工作的进度、家人的健康……我们常常毫无头绪，对未来的发展一无所知。只能等事情到了眼前，才开始想解决之道。

有这么多未知存在，怎么才能自己来把握？

难道就没有办法吗？真的没有头绪吗？……一切忽然发生的事情，没有铺垫和征兆吗？

不是的。它们背后一定有统一的规律。对于此规律，有人颂为道，有人称为法，有人尊为理，有人崇为天。它表现在万事万物当中。只要把它弄明白，就可以一叶落而知天下秋，举一知十，未来便无忧无惧。外在的世界太过纷杂，得从其中一点开始入手。不如，就从最重要的点开始吧——自己。

这似乎就是医学一直以来所研究的。

中医理事纷繁，典籍浩渺如烟海，文义奥，理论多，知识细，原理隐。对于同一事物的阐发各有不同，且多较为模糊，言是自领悟实践中所得，似乎能自圆其说，但着实真伪难辨。若逐一通读之，要花费太多时间，可能穷尽一生，也难尽数考证钻研。西医学科的基础是解剖，呈现的是一个相对静止的状态，而我更想了解生命流动的过程，一步步形成这一结果的原理，而非某个片段。两者一宏一微，似乎难以交融。欲学明医理，以明此生，以昭天地，以助众生，奈何不得其门而入，时日侜傯，竟已三年。摘叶寻枝，已是不能！若无明师，恐难胜之。

医理如此渺远，闵闵乎若视深渊，若迎浮云。像在荒原上行走，目光所及，每一个片段如此丰富却又如此相似，事物呼啸而过，一件件新的事情纷至沓来，如洪流裹挟着人向前，来不及探究因缘，也鲜少人在意。向空中呼喊，没有回音。渐渐时光几乎荒废，昏昏度日，我几乎快接受了根据中医基础理论治病有些病就是看不好，有些病不知道为什么就能治好这一情况。但又一直暗暗觉得并非如此，总觉得有什么原理性的东西被隐去了。直到看到有人写了一篇文章，说成年人的近视可以治好，又有一篇只写了八个字——大慈大悲，勇猛无畏。忽然有了一些力量，打算装作患者去看一看。

我永远记得那个下午，在隔壁城市的一间诊室里，老师坐得端正，眼神非常温和笃定，简单的几句话就让人豁然开朗。我太急切，提了许多近似逼问的问题。如桴如响，先生却几乎立刻予以解答。他的眼神仍旧未改。荒原上第一次传来了回应。那一刻，我明白，他知道我一直在找的答案。

先生颇具古风，德濡群生。最开始虽然什么都听不懂，但就是因为老师说"啥都别管""你要明白自己想要什么""要快乐"这几句话，一次一次地去跟诊。每周跟诊的那一天非常开心，好像只是在随意聊天，但是不知不觉收获颇丰。老师博极群书，知识极为丰富，随便问哪个领域的问题都能回答，且有自己的见解。老师最常说的就是你们要自己好好做一遍，认真抄书，提前告诉你们答案会增加你们的障碍。只说一点，这样一定能成，什么都会知道。于是渐渐地，我不再感叹医书浩渺无力探寻，从四大经典开始，开始抄书。我知道，我知道的会越来越多，会离真相越来越近。或许这就是前辈的意义吧——只是简简单单地告诉我们：这样做，可以做到。在中途怀疑自己的时候，先生便会肯定地解释一半，然后抛出下一个问题。于是我们不断前行。

跟诊中，老师说了许多有意思的事情。他说中医与西医都在认识同一个人体，人体客观存在，生理和病理是确定的。关键在于如何更清晰地认识，所以应该觉察尽可能多的信息。西医的检测方法与微观生物学和现代科技结合，可以更清晰地认识一个片段的状态，清楚地认识每个片段这是它流行起来的基础。这是以往中医手段中所欠缺的。但中医可以借助西医来把模糊的理论确切化。知识当然越多越好，可是怎么认识它们之间的联系呢？这便需要用到中医生理、病理方面的知识了。所有学说自《素问》《灵枢》始，故中医生理、病理、原理信息应该在这两册书里，无不悉备。

经络连接表里脏腑，经络依附的生理结构却又是什么？它具体怎么穿行，走在哪里……

先生说，经筋是重要的成分。

经筋是中医隐去的原理部分。经筋之理来自《灵枢·经筋》，老师把它们一条一条与解剖肌学相对，历时 9 年，发现《灵枢·经筋》之语与解剖学的不同名词全部丝丝入扣，可以一一对应。这就是这本书写作的内容。

先生常说，中医没有"骨头"，只剩下残缺不全的、零零散散的"皮肉"。很多人都在模糊的理论下东拼西凑起零星的知识，偶尔碰对，便自满足，没有心力与自信去考据经典，使它经得起推敲。于是本来清晰的生理病理竟变成了模糊如云雾的东西。中医的生理病理，完全立足于确定的结构，各部之间的联系分明，通过经络系统将它们串联起来。所以掌握了经筋，就基本相当于掌握了中医理论的骨骼。

为了使云雾般的中医理论系统清晰起来，方便更多人可以更清晰地见自己，见众生，见天地，先生决定将此书出版，将中医之基础原理明明白白地展开，以培养后学，使医之路大开，医之道广行。

本书辞简理明，悟超象外。大众可读，各随因缘。忝列门墙，深感不足。胸中似有千言，难以尽述。词不达意，敬祈宽恕。愿此书流行，使群疑冰释，用之应手，而获立效。

刘晋君

2021 年 11 月于京

自入杏林，求学七载，渴求良师。然医门艰深，往昔遍寻门径，却难窥一二，终不究竟。加之余幼时痼疾，四处问诊，辗转反复，遍寻医方，已逾十二年之久，至今难愈，故几生弃学之心，不信其能救人。

念及学医之始，蒙受先贤训教，当发大医之心，行至德之道，广博医籍，精勤不倦，可以为医。且夫医之用药，需酌其寒热温凉、表里虚实，因病遣方，然世多蒙蒙昧昧，指下难明，不辨经络脏腑药性而为医者，害人害己矣。阳明曰："见道固难，而体道尤难。"医道亦如是，道之所存，师之所存也，非得大医良师而不传。良医难觅，凡医盈目，遂虑来日当何去何从，困顿煎熬时，有幸得贵人相荐，津门求诊，乃遇董师，亲炙身旁，答学生诸多疑惑，豁然开朗，然后知师之学术修习程度之深，难以望其项背，数年习医却未能窥其藩篱，探之愈精，愈觉受益无穷，乃发大愿认真研习中医之道，望能不负师之教诲。

董师大医之心，既往所授，皆是临床中身体力行，切实实践所得。师常谓："深入经藏，智慧如海"，"回归经典，不要看我说了什么，要看经典说了什么"。临床后再回看，乃是肺腑之言，深以为然。

继《本经》研习要书《神农本草经汇笺》后，董师新书《〈灵枢·经筋〉新论》即将付梓。

何为经筋？何为经筋病？既然经筋可以诊病，应当摸得着看得见，可否与现代医学之解剖一一对应？相信读者能在本书中找到答案。

学生张昕玥

辛丑年十一月于天津

在 2021 年初，从欧洲的心脏——匈牙利，顶着各种由新冠疫情带来的障碍，成功抵达东北老家后，正在迷茫中的我有缘报名上了董禹老师的"神农本草经妇科用药复讲"课程。从此董老师不仅仅是我的学长，也成了我中医路途上的指导老师。他用一己之力尝试把我们这帮在中医经典上都快"学废了"的学生重新引回经典上来，如《黄帝内经》《伤寒杂病论》《神农本草经》及《诸病源候论》等，帮助大家重新认识中医的根本。

我一开始最看中的不是董老师态度有多乐观大度，或为人君子和爱书如命，而是他在学术上合理的中西互参。老师从多次师承学习的经历和多年的经典研读及临床实践中，基本看清了中医的面貌。老师不排斥西医，常常用西医的语言讲解中医的内容。本书即是用西医的解剖语言来阐释中医经筋的本质。这部书的起源是，经筋既然能在人体上比较清晰地触碰到，那么，筋经到底是什么？董老师经过多年思考及考证，回答了这个问题，并介绍了如何在临床中应用经筋指导用药和针灸推拿。

本书的出版能方便中医院校的学生更好地理解什么是经筋，什么是经筋病。能帮助我们更好地理解中医解剖，以及以中医解剖为基础的董老师的学术思想。

冯天宝

撰于 2021 年冬

昔日黄帝问于岐伯，遂立《针经》。"十二经脉者，人之所以生，病之所以成，人之所以治，病之所以起，学之所始，工之所止。"经络是针砭灸跷的基础，也搭建了整个中医的理论基石——生理病理模型。

可惜的是，院校类针灸教材对经络的解读相当粗浅，只是停留在简单介绍经络循行和标本根结、四海、气街等概念上，甚至有以穴统经的趋势，穴位和疾病之间只是简单粗略的对应关系，只言其用而避其体。譬如，胃病的针灸主穴基本不离足三里、中脘、内关等。若是临床运用起来，效果时有时无。治疗既无章法，医者也不知内部气血运行的理法。通透人体气血的规律，顺势而为才是医之道。

更可惜的是，越来越多的医者舍本逐末，反而对某术专治某病垂涎三尺，对背后的机制却不闻不问。本人就曾见某位针灸科大夫为实习学生治感冒，简单问诊后就在曲池用透天凉为其治疗。手法不错，体温也降了。学生之疾本是太阴中风，气血被抽调去了不该去的地方，邪正不交争，体温自然降，但身体很快又募集气血攻邪，而且又已消耗津气，症状回弹烈于针前。此类病例，不胜枚举。若能审谛覃思，所谓的绝招不过就是在御道而行时，随手化裁出的一针一药。

董师此书，立足经筋解读经络。为何不深剖经络，而言经筋？其实，中医的学习不是各种理论的堆砌和意淫，而是要体证合一。抛开内证观察等高阶操作，寻摸叩切是任何人都能做到的，也是中医学习的必经之路。触诊经筋，能够以解剖为抓手，"看得见"又摸得着。何况还有现代筋膜理论的辅助，研究成熟。

而经络的循行又不离本经经筋左右。反观学界对于经络，虽是百家争鸣，众说纷纭，理论倍出，却很容易落于理论空谈。但依据相对研究成熟的经筋，由形而下登堂入室，却能拨开笼罩在经脉上的各种理论迷云。

人体的种种奥秘其实都虚掩在《灵枢》《素问》等经典中，而经筋则是解开他们的钥匙。愿各位读者能在这本书中，随着先生的步伐，拨云见日，有所收获。

吴胤文

2021 年冬书于黄寺